DES

ICTÈRES CHRONIQUES

PAR

Le Dr Isidore STRAUS

Médecin du Bureau central des Hôpitaux
Ancien Chef de clinique de la Faculté de Médecine de Paris

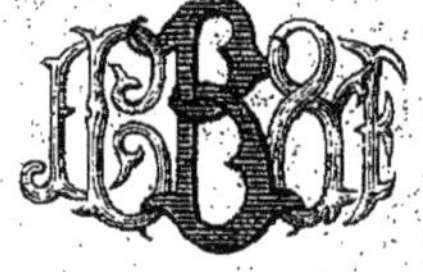

PARIS

LIBRAIRIE J.-B. BAILLIÈRE ET FILS

Rue Hautefeuille, 19, près le boulevard Saint-Germain.

—

1878

DES

ICTÈRES CHRONIQUES

TRAVAUX DU DOCTEUR I. STRAUS.

Essai sur la Dégénérescence graisseuse des muscles, thèse inaugurale. Strasbourg, 1868.

De la Rupture du périnée chez la femme, thèse d'agrégation. Strasbourg, 1869.

Recherches expérimentales sur l'inflammation [avec M. Mathias Duval] (Gazette médicale de Strasbourg, 1870).

Articles Embolie (avec M. Hirtz); Hydropisie, Lait (hygiène, diétique et thérapeutique); Muqueuses (membranes); Muscle (pathologie médicale); Opium (pharmacodynamique, thérapeutique) [avec M. Hirtz], du Nouveau Dictionnaire de Médecine et de Chirurgie pratiques.

Des récents Travaux sur les gaz du sang (Archives de Médecine, avril 1873).

Des Contractures, thèse de concours d'agrégation. Paris, 1875, in-8°.

Traité de Diagnostic médical, par V.-A. Racle. 6e édit., présentant l'exposé des travaux les plus récents, par les docteurs Ch. Fernet et I. Straus. Paris, 1878.

Paris-Imp. PAUL DUPONT, 41, rue Jean-Jacques-Rousseau.

DES

ICTÈRES CHRONIQUES

PAR

le Dr Isidore **STRAUS**
Médecin du Bureau central des Hôpitaux,
Ancien Chef de clinique de la Faculté de Médecine de Paris.

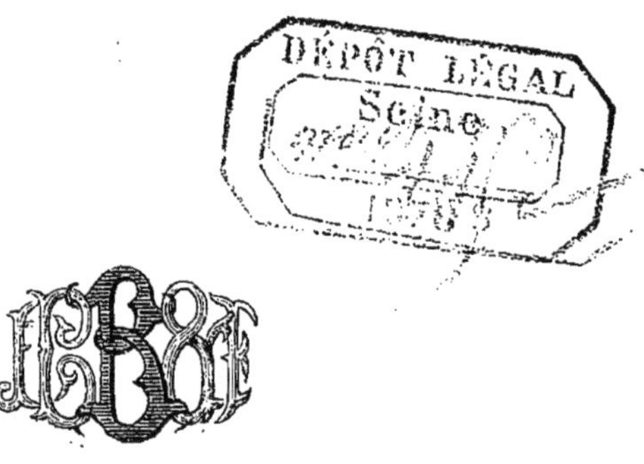

PARIS
LIBRAIRIE J.-B. BAILLIÈRE ET FILS
Rue Hautefeuille, 19, près le boulevard Saint-Germain

1878

DES

ICTÈRES CHRONIQUES

INTRODUCTION

Envisagé dans le sens strict du mot, le symptôme *ictère* ne signifie pas autre chose qu'une coloration morbide de la peau d'origine pigmentaire, les matières colorantes qui imprègnent les téguments pouvant avoir deux sources différentes : tantôt elles proviennent directement du sang, tantôt elles en proviennent indirectement, par l'intermédiaire de la bile. De là la distinction, entrevue déjà autrefois par Saunders, reprise par Virchow, mais établie surtout par M. le professeur Gubler, entre les ictères sanguins ou hémaphéiques, et les ictères biliaires, biliphéiques ou ictères proprement dits.

Cette dissociation dans l'interprétation de la jaunisse a une importance clinique de premier ordre : nombre d'ictères *passagers*, survenant dans le cours des affections fébriles ou constituant par eux-mêmes le phénomène clinique prédominant, appartiennent tout aussi bien à l'une ou à l'autre de ces variétés; et la distinction au lit du malade de ces deux formes symptomatiques, indispensable au point de vue du diagnostic, présente parfois des difficultés réelles.

Il n'en est plus de même dans les ictères chroniques. A part certains faits d'intoxication saturnine, la constatation d'une jaunisse permanente impose presque nécessairement à l'esprit l'idée d'un ictère vrai résultant d'une *rétention biliaire.* Et comme il s'agit toujours d'une imprégnation générale qui atteint à la fois les téguments, les viscères et toute l'économie, il s'ensuit que la notion de *toxhémie* est inséparable de celle de l'ictère.

Ainsi, le fait de la chronicité suffit à imprimer un cachet spécial et une gravité singulière à l'ictère. Au lieu d'un élément symptomatique banal, on se trouve en présence d'une affection réelle, qui a sa physionomie propre, son évolution spéciale, ses complications, toute une histoire clinique, en un mot.

Et si, remontant à la nature intime de l'ictère, on se demande comment les matériaux destinés à former la bile deviennent nuisibles à l'économie, on ne peut se défendre de comparer les accidents qui se produisent ainsi avec ceux que l'on observe dans le cours de l'urémie. Ici, également, c'est la rétention des déchets de la désassimilation organique qui paraît être la cause du mal : d'un côté la dépuration urinaire se fait incomplétement; de l'autre, la dépuration hépatique : toutes deux offrent dans leur origine, je dirai presque dans leur marche, de singulières similitudes.

Mais si, par leurs grands traits, ces deux toxhémies offrent des analogies frappantes, il s'en faut néanmoins qu'elles puissent être assimilées entièrement. Sous ce rapport, l'urémie, déjà si complexe, est moins difficile à interpréter cependant que la cholémie. A tout prendre, le rein est un organe dont le rôle physiologique est simple : c'est un filtre perfectionné, mais ce n'est qu'un filtre, chargé de l'élimination de la plupart des matériaux de désassimilation : hors de là, nous ne lui connaissons pas de fonctions plus élevées. Le foie a une physiologie bien autrement obscure ; c'est en même temps un organe d'élimination et d'excrétion, mais aussi d'hématopoièse : c'est un foyer puissant d'opérations indispensables à la sanguification, à la calorification, à la nutrition générale. De là une complexité de fonctions qui s'accomplissent simultanément, harmoniquement, mais qui introduisent des difficultés d'interprétation inextricables lorsqu'il s'agit d'apprécier les perturbations morbides dont la glande hépatique est le siége.

C'est ce qui arrive pour cette question de la rétention

biliaire, qui semble pourtant le côté le plus accessible de la physiologie du foie. Rien de plus simple au premier abord, rien de plus complexe à une analyse plus attentive. La bile, en effet, n'est pas un simple produit excrémentitiel, destiné, comme l'urine, à être éliminé : c'est en même temps un liquide qui a son rôle à remplir, et un rôle important, dans le phénomène de la digestion. En sorte que, étant donné un ictère chronique, une première question se pose : quelle part, dans les symptômes, faut-il faire à l'absence ou à l'insuffisance de l'arrivée de la bile dans l'intestin? quelle autre à la résorption biliaire?

Ce n'est pas tout: l'intrication anatomique des éléments destinés à la sécrétion de la bile et à l'hématopoïèse dans le parenchyme hépatique fait pressentir que les troubles de l'excrétion biliaire, pour peu qu'ils soient durables, retentissent nécessairement sur les autres grandes fonctions du foie. C'est d'abord un trouble purement dynamique qui ne compromet pas encore sérieusement la vitalité de la cellule ; bientôt ce sera une altération plus profonde, qui entraînera des modifications structurales de la glande.

Il en résulte, au point de vue de la genèse de la toxhémie biliaire, des conséquences d'une haute importance. A un moment donné, non-seulement la fonction biliaire est entravée, mais le rôle considérable que joue le foie dans l'économie se trouve atteint, non sans préjudice grave pour la nutrition générale. Alors surviennent des accidents comparables, si l'on veut, à l'urémie, mais en réalité infiniment plus complexes; car il faut tenir compte simultanément et de l'imprégnation générale de l'économie par la bile, et de la suppression des fonctions hépatiques, et de la désorganisation plus ou moins complète de la glande, source nouvelle de déchets susceptibles d'infecter le sang.

A toutes ces altérations multiples, dérivées d'une commune origine, il convient encore d'ajouter les modifications de structure, souvent fort graves, qui résultent pour les autres organes de l'affection hépatique primitive. Moins bien connues encore que les lésions du foie, elles constituent un côté presque inexploré de la rétention biliaire, et nous aurons plus d'une fois, dans le cours de cette étude, à les indiquer, sans pouvoir malheureusement fournir à cet égard des documents bien précis. Il nous suffit, pour le moment, de montrer la réalité de ces conséquences secondaires de l'ictère et d'en faire pressentir toute l'importance. Le rein, particulièrement, cet émonctoire chargé en majeure partie de la dépuration organique, est presque toujours en cause lorsque l'ictère devient persistant, et nous aurons l'occasion de rechercher s'il n'intervient pas pour une part importante dans la genèse de quelques-uns des phénomènes les plus redoutables de la toxhémie biliaire.

Ce rapide aperçu suffit pour montrer la place considérable

que tient dans la séméiologie l'histoire des ictères chroniques.

Ce travail comprendra six chapitres :

Le premier sera consacré à la physiologie pathologique des ictères en général (mécanisme et effets exercés sur l'économie) ;

Le deuxième chapitre comprendra la pathogénie des ictères chroniques ;

Le troisième chapitre traitera de la symptomatologie ;

Le quatrième comprendra le diagnostic différentiel et la valeur séméiologique du symptôme ;

Le cinquième chapitre est relatif au pronostic ;

Le sixième, au traitement.

CHAPITRE PREMIER.

PHYSIOLOGIE PATHOLOGIQUE.

Le mécanisme de l'ictère, en général, et dans son acception la plus large, peut, *a priori*, s'expliquer par trois hypothèses.

D'après la théorie la plus généralement acceptée, un obstacle survenant à l'écoulement de la bile, ce produit de sécrétion est résorbé au niveau même des canalicules où il est formé, et ses principes passent dans la circulation : telle est, dans sa plus simple expression, la théorie de l'*ictère par résorption*.

Mais on ne constate pas toujours l'existence d'un obstacle au cours de la bile ; on a donc pensé, à défaut de trouble dans l'excrétion, à invoquer un trouble dans la sécrétion; on a admis que les principes de la bile préexistent tout formés dans le sang, dans lequel ils se trouvent accumulés par la cessation de la fonction du foie. Tel serait l'ictère par *suppression de fonction hépatique*.

Enfin, sans admettre que les principes de la bile existent préformés dans le sang, on a été conduit à chercher un autre élément d'explication, dans ce fait que l'hématoïdine et la bilirubine sont très-analogues (Gubler), que la première paraît normalement dériver de la seconde, par un travail particulier qui se passe dans le foie. On a donc supposé que l'hémoglobine pourrait, dans certains cas, subir cette transformation dans le sang lui-même ; le sérum se chargerait ainsi de matières colorantes biliaires, matières formées indépendamment du foie. Tel est l'énoncé de la théorie de l'ictère d'origine hématique (*ictère hématogène, ictère sanguin*). Quant à ce que M. Gubler désigne du nom d'*ictère hémaphéique,* nous y consacrerons une étude spéciale.

Nous allons passer rapidement en revue l'histoire de chacune de ces théories, dont les deux premières ont tour à tour été adoptées d'une manière plus ou moins exclusive, et nous emprunterons, pour les apprécier, nos principaux arguments aux récentes recherches de physiologie expérimentale. Mais nous devons ajouter que ces recherches ont montré la possibilité d'un quatrième mode d'ictère : l'ictère par résorption intestinale dans les cas de polycholie. Il est en effet démontré aujourd'hui, et nous aurons à insister sur cette question, que la bile versée dans l'intestin est en grande partie résorbée, mais après des transformations telles que les éléments de la bile ne sont plus reconnaissables dans le sang de la veine-porte. Or, dans les cas de polycholie ou hypersécrétion biliaire, la résorption peut l'emporter d'une manière plus ou moins considérable sur la transformation, c'est-à-dire qu'une partie de la bile passe en nature dans le sang, toute la quantité versée dans les voies digestives n'ayant pu être modifiée par les liquides intestinaux. Des expériences directes en sont la preuve ; car, si chez des animaux on injecte des matières colorantes et des acides de la bile dans les intestins, on constate qu'il y a résorption de la bile, ictère, et passage de la matière colorante et des acides biliaires dans les urines. (Naunyn, Vulpian.)

Nous avons donc à discuter : 1° l'ictère par *résorption*, c'est-à-dire par obstacle mécanique à l'excrétion ; 2° l'ictère par suppression des fonctions hépatiques, ou par *non-sécrétion biliaire* ; 3° l'ictère *hématique ;* 4° l'ictère par *polycholie* et résorption intestinale de la bile en nature.

En discutant les théories par lesquelles on a expliqué la présence des éléments de la bile dans le sang, nous aurons à rechercher comment cette présence amène des troubles généraux ou locaux plus ou moins graves, ou quelle part il faut faire à d'autres éléments; toujours est-il que, pour les matériaux constitutifs de la bile, on a fait jouer tour à tour, à chacun d'eux, un rôle prépondérant : aussi devons-nous exposer brièvement ici leur histoire physiologique et chimique.

La *bile*, telle qu'elle sort du foie de l'homme, est un liquide clair, brunâtre, sirupeux, à saveur à la fois amère et sucrée, à odeur légèrement musquée; sa réaction est alcaline, sa densité varie de 1020 à 1035. Lorsqu'elle vient d'être sécrétée elle se dissout dans l'eau et sa solution, incoagulable par la chaleur, mousse facilement quand on l'agite à l'air. La bile qui a séjourné dans la vésicule est plus colorée, chargée de mucus et filante.

100 parties de bile évaporée laissent de 9 à 18 grammes de résidu sec.

Des substances contenues dans la bile, les unes, comme les sels minéraux, viennent du sang : elles ont simplement filtré à travers le foie ; d'autres, comme les graisses et la cholestérine, se rencontrent à la fois dans le sang, dans le foie et dans presque tous les organes; enfin il en est, comme les acides et les pigments biliaires, qui ne se trouvent normalement ni dans le sang ni dans aucune autre partie du corps, elles sont le produit de l'activité du foie et donnent son caractère à la sécrétion biliaire. Ce sont ces derniers corps que nous étudierons ici en y joignant la cholestérine, à cause de la grande part que quelques auteurs lui ont donnée dans la production des accidents graves de l'ictère.

Les acides biliaires, à l'état de sels de soude, forment de 55 à 70 0/0 du résidu sec de la bile; longtemps désignés sous le nom d'acide cholique et d'acide choléique, ils sont appelés aujourd'hui glycocholique et taurocholique. Leur proportion relative est très-variable :

Les sels de soude des acides biliaires peuvent être obtenus à l'état cristallisé, surtout quand on les précipite de leur solution aqueuse ou alcoolique au moyen de l'éther; ces cristaux constituent la « bile cristallisée » de Platner.

Les acides glycocholique et taurocholique libres sont, solubles dans l'eau et dans l'alcool, insolubles dans l'éther. Leurs solutions et celles de leurs sels jouissent du pouvoir rotatoire à droite, et Hoppe-Seyler a fondé sur cette propriété un procédé de dosage. Ce qui distingue l'acide glycocholique de l'acide taurocholique, c'est qu'il cristallise en fines aiguilles, tandis que l'acide taurocholique n'a pu être obtenu qu'à l'état de poudre amorphe, hygroscopique.

Le fait capital de l'histoire chimique de ces acides est le dédoublement qu'ils subissent sous l'influence de l'ébullition en présence des alcalis.

L'acide glycocholique fournit dans ces circonstances de l'acide cholalique et du glycocolle; l'acide taurocholique, de l'acide cholalique et de la taurine. Ce dédoublement se fait avec fixation d'eau, de sorte que l'on peut dire que l'acide glycocholique est de l'acide cholalique et du glycocolle moins de l'eau, tandis que le même acide cholalique, uni à la taurine avec élimination d'eau constitue l'acide taurocholique. La taurine contient du soufre, et le glycocolle n'en renferme pas. C'est là une différence capitale entre les deux acides de la bile. La glycocolle ou sucre de gélatine et la taurine sont des corps cristallisés que l'on a pu préparer artificiellement.

Cette réaction importante explique la constitution des acides biliaires et justifie l'appellation d'acides copulés qu'on leur donnait autrefois; elle est rappelée par les noms de glycocholique et de taurocholique, sous lesquels ces corps sont désignés aujourd'hui.

Les acides de la bile et leur dérivé, l'acide cholalique, donnent lieu à une réaction caractéristique qui peut servir à en reconnaître les plus faibles traces; elle est due à Pettenkofer. Si on mélange une solution aqueuse d'un de ces acides avec quelques gouttes d'une solution de sucre, et qu'on ajoute de l'acide sulfurique concentré jusqu'à ce que le mélange ait acquis une température de 50 à 60°, il se produit une belle coloration violet pourpre : la liqueur ainsi colorée présente un spectre d'absorption spécial.

Les acides biliaires ne se trouvent pas dans le sang normal : Kunde, Moleschott n'en ont pas trouvé de traces dans ce liquide, même après plusieurs jours, chez des grenouilles auxquelles ils avaient enlevé le foie. De plus, la bile fraîche ne contient aucun de leurs produits de dédoublement, acide cholalique, glycocolle ou taurine; il faut donc admettre qu'ils se forment dans le foie. Nous reviendrons plus loin sur cette question capitale pour la théorie de l'ictère.

On aurait pu croire que la connaissance si complète que nous avons de la constitution chimique des acides biliaires jetterait un grand jour sur la manière dont ils se forment dans l'organisme. Il n'en est rien; cette question est encore très-obscure. Un des éléments de ces acides, la taurine, a été récemment trouvé dans le liquide musculaire et dans le poumon. Le glycocolle n'existe pas, en général, tout formé dans l'économie ; il est vrai qu'un certain nombre de substances, telles que l'acide hippurique, l'acide urique, peuvent en fournir par l'action des acides et des alcalis. Le glycocolle, la taurine, l'acide cholalique, formés séparément, s'unissent-ils ensuite dans le foie pour former les acides biliaires, ou ceux-ci sont-ils des produits directs de la destruction de certains matériaux de l'organisme? C'est vers cette dernière opinion que l'on incline, et beaucoup de chimistes et de physiologistes regardent les acides glycocholique et taurocholique comme des produits de la désassimilation des matières albuminoïdes du sang.

Le fait, depuis longtemps constaté, que la fibrine est moins abondante dans les veines sus-hépatiques que dans la veine-porte, a porté certains auteurs à admettre que la destruction de la fibrine dans le foie était une des sources des acides biliaires. De plus, on sait que l'hémoglobine, en se dédoublant, fournit des acides gras, des matières albuminoïdes spéciales et de l'hématine : on a voulu voir dans cette réaction l'origine des acides gras présents dans la bile, et on a insisté sur l'analogie que l'acide cholalique présente avec les acides gras proprement dits ; ces faits, rapprochés des relations qui existent entre les pigments biliaires et la matière colorante du sang sont le point de départ de cette théorie hématique sur la formation des acides biliaires. Quoi qu'il en soit, le fait de leur production dans le foie aux dépens des matières albuminoïdes du sang est loin d'être aussi clairement établi que celle des pigments biliaires au moyen de l'hémoglobine.

Que deviennent les acides biliaires après qu'ils ont été versés dans l'intestin? Ils éprouvent le même dédoublement que celui qu'ils subissent sous l'action des alcalis ; nous retrouvons en effet de la taurine et du glycocolle dans les excréments, mais ils sont résorbés en partie. Quant à l'acide cholalique, il se transforme dans l'intestin en une substance nouvelle, la dyslysine, que l'on prépare en dehors de l'organisme par l'action prolongée d'une haute température ou des acides énergiques sur ce même acide. C'est encore un phénomène d'hydratation qui se produit dans ces circonstances : la dyslysine n'est autre chose que de l'acide cholalique plus de l'eau. Une partie de l'acide cholalique échappée à cette transformation passe et reste dans les fèces.

La cholestérine est une des substances les plus répandues dans l'organisme; elle fait partie du globule sanguin, du cerveau et de tous les tissus en général. Son nom indique qu'elle a été d'abord rencontrée dans la bile; elle forme, en effet, à elle seule, presque tous les calculs biliaires; cristallisée de sa solution chloroformique, elle se présente sous forme d'aiguilles ; elle se dépose de sa solution alcoolique chaude en tables rhomboïdales caractéristiques. Elle est insoluble dans l'eau; elle est dissoute dans la bile à la faveur des glycocholates et taurocholates alcalins. D'après A. Flint fils, elle forme de 26 à 30 0/0, du poids du résidu sec de la bile. La cholestérine dévie à gauche le plan de polarisation de la lumière. Elle est caractérisée par la réaction suivante : une solution chloroformique de cholestérine se colore en rouge sang, puis en rouge cerise et en pourpre lorsqu'on la traite par de l'acide sulfurique concentré. Nous avons dit que la cholestérine est très-diffusée dans l'organisme; elle se rencontre cependant en plus grande abondance dans le tissu nerveux. A. Flint a montré que le sang de la jugulaire interne renferme beaucoup plus de cholestérine que celui de la carotide; elle est donc un produit de désassimilation du cerveau et des nerfs, et c'est par la bile qu'elle est excrétée au dehors. En effet, le sang des veines hépatiques ne contient qu'une minime quantité de ce corps, tandis que celui de la veine-porte en est quelquefois très-fortement chargé.

La question des matières colorantes de la bile a été pendant longtemps pleine d'obscurités, le grand nombre de noms que l'on a donnés à ces substances, est une preuve de la confusion qui a régné sur ce sujet. Aujourd'hui on admet que dans la bile fraîche, il n'y a chez l'homme que de la bilirubine. Dans la bile qui a séjourné longtemps dans la vésicule, ainsi que dans les calculs biliaires, on trouve en outre de la biliprasine et de la bilifuscine. C'est à la présence de ces matières secondaires que la bile doit ses teintes variées et plus ou moins foncées. De tous ces pigments le plus important est la bilirubine; tous les autres en dérivent par oxydation. Quant au produit désigné sous le nom de bilihumine, il n'est nullement défini : c'est le résidu de toutes les opérations que nécessite l'extraction des autres matières colorantes.

Nous insisterons donc surtout sur l'histoire de la bilirubine, et nous essayerons de mettre en relief son origine et son élimination.

Les pigments sont en très-petite quantité dans la bile; pour les extraire, on utilise les calculs biliaires qui pendant leur long séjour dans la vésicule se sont imprégnés de particules colorantes.

La bilirubine, désignée autrefois sous les noms de cholépyrrhine, de biliphéine, se trouve dans les calculs le plus souvent combinée à la chaux. Isolée à l'état de pureté, elle est sous forme d'une poudre rouge, cristalline, soluble dans le chloroforme, la benzine, l'essence de térébenthine, les liqueurs alcalines avec une teinte jaune rouge. Elle est insoluble dans l'eau, très-peu soluble dans l'alcool. Les solutions traitées par une certaine quantité d'acide azotique dilué contenant un peu de vapeurs nitreuses prennent une série de colorations qui passent par le vert, le bleu, le violet, le rouge et le jaune. Cette réaction se produit avec toutes les autres matières colorantes de la bile, elle est d'une sensibilité très-grande, on y a recours pour la recherche des pigments biliaires dans l'urine.

Les solutions alcalines de bilirubine exposées à l'air se transforment en biliverdine (Stædeler.)

La biliverdine est un produit amorphe, vert foncé, insoluble dans l'eau, l'éther, le chloroforme, très-soluble dans 'alcool et les liqueurs alcalines. Stœdeler a remarqué que les solutions alcalines de biliverdine s'oxydaient à l'air pour donner de la biliprasine ; Maly a controuvé ce résultat.

La biliprasine diffère du pigment précédent par sa teinte vert foncé, de sa solution alcoolique, qui passe au brun, par l'addition d'un alcali. C'est une substance amorphe, qui se transforme facilement en produits humiques.

La bilifuscine est une substance presque noire qui paraît brune lorsqu'elle est réduite en poudre. Elle se dissout dans l'alcool avec une couleur brune, et dans les liquides alcalins avec une teinte rouge brun. On la trouve dans la bile ancienne et altérée.

Les relations qui existent entre la bilirubine et la matière colorante du sang sont des plus remarquables.

Les cristaux d'hématoïdine que l'on trouve dans les anciens foyers hémorrhagiques sont identiques par leurs formes cristallines avec ceux de bilirubine (Gubler, Virchow). De plus, l'analyse chimique montre que ces deux substances, sont sinon identiques, au moins très-voisines. La bilirubine se confond avec l'hématoïdine ou est son homologue. Bien que la bilirubine ne contienne pas de fer, sa constitution est très-semblable à celle de l'hématine; si dans la formule de l'hématine on remplace le fer par de l'hydrogène on reproduit la formule de la bilirubine.

Enfin en traitant la bilirubine par les agents réducteurs Maly a obtenu l'hydrobilirubine, matière jaune qui semble identique au pigment de l'urine. Hoppe-Seyler, en soumettant à la même action réductrice de l'hématine en solution alcoolique, a transformé ce dérivé prochain de l'hémoglobine en hydrobilirubine de Maly, en matière colorante de l'urine. Cet ensemble de preuves ne peut laisser aucun doute sur l'origine de la bilirubine; il nous montre en outre que cette substance est un intermédiaire entre la matière colorante du sang et celle de l'urine.

Ces réactions réductrices s'opèrent, en effet, sur les pigments biliaires versés dans l'intestin et le produit de cette action, l'hydrobilirubine (urobiline de Jaffé) résorbé, serait éliminé par l'urine à laquelle il donnerait sa coloration.

Telles sont les relations simples qui, d'après les travaux des chimistes, existent entre les matières colorantes du sang, de la bile et de l'urine.

Ces notions établies, nous pouvons aborder avec fruit l'étude des classes d'ictères que nous avons admises.

1° *Ictère mécanique ou par résorption.* — C'est à Monro et à Van Swieten (1) qu'il faut remonter pour trouver, nettement formulée, la théorie de l'ictère par obstacle à l'excrétion biliaire. Jusque-là c'était la sécrétion seule qui était impliquée, et les auteurs confondaient volontiers l'ictère avec ce qu'ils appelaient les états bilieux, la bile étant considérée comme une cause morbifique très-importante ; sa fermentation était la source de toutes les maladies aiguës du foie. Van Swieten, tout en admettant l'ictère par défaut ou trouble de sécrétion, définit exactement l'ictère par défaut d'excrétion : « Semper enim supponit « icterus, vel impedimentum secretionem a sanguine, « vel impedimentum tollens liberum exitum bilis secre- « tæ in duodenum. » Ce ne fut qu'en 1795 que cette théorie reçut de l'expérimentation une démonstration décisive. Saunders (2) fit sur un chien la ligature du canal cholédoque, et deux heures après cette opération il constata que la lymphe qui venait du foie était colorée en

(1) Thèse de Th. Pouzol, pag. 12.

(2) Saunders, *A treatise on the structure, œconomy and diseases of the liver*. London, 1795.

jaune jusqu'au canal thoracique; il vit également le sang des veines sus-hépatiques fortement coloré.

Cette obstruction des voies biliaires se produit de diverses manières.

Outre les calculs biliaires et les phénomènes de rétention qu'ils entraînent, il faut citer l'inflammation catarrhale des voies biliaires; l'ictère catarrhal, si souvent invoqué par Broussais était presque oublié quand Virchow (1) en démontra l'existence anatomique (bouchon muqueux).

M. le professeur Vulpian a récemment fait les mêmes observations chez deux phthisiques qui furent atteints d'ictère par duodénite quelques jours avant leur mort. Ce catarrhe existe non-seulement sur les gros conduits biliaires, mais on le retrouve, à l'aide du microscope, sur les fines radicules d'origine. On sait aujourd'hui que l'ictère observé dans les cas d'empoisonnement par le phosphore est produit par un catarrhe des canalicules biliaires (Ebstein, O. Wyss), c'est-à-dire par inflammation des voies biliaires intra-hépatiques. Nous verrons que l'inflammation catarrhale des canalicules avec oblitération existe également dans certaines formes de cirrhose bien connues aujourd'hui (2).

Le système nerveux peut-il modifier la tension du liquide biliaire dans les canalicules sécréteurs et les canaux excréteurs, et, par suite, modifier les conditions d'endosmose et d'exosmose? Les expériences de Heidenhain, qui galvanisait la moelle épinière en même temps qu'il observait la pression sur un manomètre introduit dans les voies biliaires, n'ont pas donné de résultats ayant une réelle valeur. Dans toutes les expériences de ce genre, de même que dans celles

(1) *Virchow's Arch.* 1865.

(2) Cornil, *Archives de physiologie*, 1871. — Hanot, *Etude rune su forme de cirrhose hypertrophique du foie.* Thèse, Paris, 1876.

qui portent sur les nerfs splanchniques, la circulation sanguine du parenchyme hépatique est modifiée, et c'est aux troubles vaso-moteurs, bien plus qu'à une action directe du système nerveux sur l'élément sécréteur, qu'il faut attribuer les résultats, du reste inconstants, qui ont été signalés.

En agissant directement sur les plexus nerveux qui abordent le foie par son sillon transverse, Schiff a constaté que la paralysie des nerfs hépatiques est sans influence appréciable sur la sécrétion biliaire (1).

Le liquide biliaire retenu dans les voies hépatiques, peut-il alors être résorbé par les parois des canalicules excréteurs et sécréteurs ? L'expérience de Saunders a donné, dès longtemps, une réponse affirmative : celles de Cl. Bernard ont montré, d'une manière générale, que les canaux des glandes se prêtent très-facilement à l'absorption ; enfin, pour le foie en particulier, l'expérience a donné également des résultats positifs. Heidenhain, introduisant dans un tube en communication avec le canal cholédoque une solution de sulfate iodé d'indigo, et plaçant le tube verticalement, de manière à augmenter la pression dans les conduits excréteurs, a vu se développer dans les muqueuses, les séreuses et dans les urines, une coloration bleue figurant la coloration jaune particulière à laquelle donnerait lieu la résorption de la bile.

Quant au temps qui est nécessaire pour que cette résorption se produise, il a été diversement apprécié dans les expériences par ligature du canal cholédoque : deux heures, d'après Saunders, quatre à six heures, d'après les recherches récentes de M. Audigé (2).

(1) Moritz Schiff, *Schweizer. Zeitschrift f. Heilkunde*, I. 1862.

(2) Audigé, *Spasme des voies biliaires*. Thèse, Paris, 1874.

2° *Ictère par défaut de sécrétion.* « Quel fait, disait Andral (1), démontre la résorption biliaire et autorise à la supposer dans les cas nombreux où l'ictère accompagne diverses maladies organiques du foie, ou bien lorsqu'il survient à la suite des émotions morales, et voit-on ailleurs l'influence nerveuse activer l'absorption? S'il fallait choisir une hypothèse, je donnerais la préférence à l'opinion d'après laquelle on admet que l'ictère survient lorsque le foie, altéré dans sa texture ou dans ses fonctions, cesse de séparer de la masse du sang les matériaux de la bile que l'on suppose y exister. »

De ces deux théories, l'une, celle de l'ictère par résorption, nous est aujourd'hui démontrée par l'expérimentation et par l'anatomie pathologique, et nous venons de voir que dans les affections du parenchyme hépatique, c'est encore, comme dans les obstructions calculeuses du canal cholédoque, à l'oblitération des voies biliaires, mais cette fois des canalicules inter-lobulaires, qu'il faut attribuer la présence des éléments de la bile dans le sang.

La seconde théorie, celle de l'ictère par non-fonction du foie, par non-séparation des éléments de la bile, repose sur cette hypothèse que ces éléments existent tout préformés dans le sang : la fonction du foie serait sous ce rapport analogue à celle du rein; le parenchyme glandulaire, au point de vue biliaire, ne formerait rien ; il ne ferait que séparer et éliminer. Cette hypothèse n'a *a priori* rien d'inadmissible; elle est même vraie pour certaines substances de la bile, et notamment pour la cholestérine; mais elle est absolument démentie par les faits pour ce qui est des acides et de la matière colorante de la bile.

Les expériences entreprises à ce sujet sont très-analogues à celles qui ont servi à établir le mode de fonction-

(1) *Clinique médicale*, 1834, t. II, pag. 302.

nement des reins, mais elles ont ici donné des résultats absolument inverses. En enlevant les reins d'un animal et en analysant son sang 48 heures après l'opération, on trouvait dans ce liquide une proportion très-considérable d'urée ; en enlevant le foie sur une grenouile (cette opération n'est pas possible sur les animaux supérieurs), et en analysant le sang après quelques jours, ou même après deux ou trois semaines, on n'a trouvé dans ce sang ni acides biliaires, ni matière colorante de la bile (Muller, Lehmann et Kunde, Moleschott) (1).

Il n'est donc plus possible d'admettre aujourd'hui un ictère par *suppression de la fonction hépatique.*

3° *Ictère hématique.* — Les analogies de composition et de réaction sont nombreuses entre la matière colorante du sang et celle de la bile.

Rappelons que la matière colorante de la bile se compose de plusieurs principes que quelques chimistes considèrent comme parfaitement distincts, tandis que d'autres ne voient dans la bilirubine, la bilifulvine, la biliverdine, la bilifuscine, la biliprasine, la bilihumine de Stædeler, que des dérivés d'une seule substance, la cholépyrrhine (ou bilirubine) ; ces dérivés, par oxydation ou par dédoublement, se produisent du reste si facilement que déjà par son séjour dans la vésicule biliaire, la cholépyrrhine se transforme, en partie, en une matière d'un vert plus ou moins foncé, la biliverdine, laquelle devient elle-même le point de départ des nouveaux dédoublements (2). Mais, quel que soit l'état de complexité des divers dérivés de cette matière colorante, la même réaction sert toujours à la

(1) Moleschott, *Arch. f. physiol. Heilkunde*, II, 1852. — Kunde, *De hepatis ranarum extirpatione. Diss. inaug.* Berol, 1850.

(2) Richard Maly, *Untersuchungen ueber die Gallenfarbstoffe* (*Annalen der Chemie und Pharmacie*, 1874, t. CLXXV, pag. 76).

caractériser ; c'est celle qui est employée tous les jours au lit du malade, c'est-à-dire la couleur verte très-franche produite par l'addition d'acide nitrique. (Réaction de Gmelin.)

Or, comme l'ont montré Virchow et M. le professeur Gubler, la matière colorante de la bile et l'hématoïdine, dérivée de la matière colorante du sang, ont la même réaction sous l'influence de l'acide azotique. De plus, la bilirubine peut cristalliser sous des formes semblables à celles que l'on connaît pour l'hématoïdine.

Bien plus, on pourrait, d'après Zenker et Otto Funke, revenir de la matière colorante de la bile à la matière colorante du sang, c'est-à-dire que les auteurs cités auraient, en soumettant la bile à l'action prolongée de l'éther, reproduit la matière colorante du sang ; mais il faut ajouter que Vulpian, reprenant ces recherches, n'est arrivé qu'à des résultats absolument négatifs.

Quoi qu'il en soit, il est généralement admis que les matières colorantes de la bile, formées par le foie, par suite du travail physiologique de cet organe, sont le résultat d'une métamorphose de l'hémoglobine du sang, et que cette métamorphose s'accomplit dans le foie.

Mais à l'état pathologique, le pigment biliaire ne pourrait-il pas avoir une autre origine, ou bien, s'il provient toujours de l'hémoglobine, cette transformation ne pourrait-elle se produire ailleurs que dans le foie ?

1° L'hypothèse de la formation du pigment biliaire aux dépens d'une substance autre que l'hémoglobine a été émise par Frerichs. C'est aux dépens d'acides biliaires introduits dans le sang que se formerait la matière colorante ; la base chimique de cette théorie est la suivante : certaines réactions chimiques transforment les sels biliaires en pigment biliaire. Partant de ce fait, Frerichs établit une série d'hypothèses auxquelles fait défaut toute base physiologique :

il suppose que les acides biliaires absorbés par l'intestin se transforment dans le sang et donnent naissance à du pigment biliaire : cette absorption et cette transformation se feraient normalement, et le pigment, au fur et à mesure de sa formation, subirait une oxydation, serait détruit et ne passerait pas dans l'urine ; si le travail d'oxydation n'avait pas lieu ou était insufisant, le pigment produit mais non détruit apparaît dans l'urine. Comme confirmation de ces hypothèses, Frerichs rapporte qu'après avoir injecté dans le sang de plusieurs chiens de la bile parfaitement décolorée, ou bien les sels biliaires purs, il a vu l'urine de ces animaux se charger de pigments biliaires. A cette expérience on peut objecter d'une part que les acides biliaires ne sont pas normalement résorbés en nature par l'intestin, mais seulement après avoir subi des transformations, et, d'autre part, que les acides biliaires injectés dans le sang ont pu agir sur le foie ou sur le sang lui-même.

Cette dernière hypothèse est celle de Kühne (1) : on sait que les acides biliaires exercent sur les globules du sang une action dissolvante très-énergique ; Kühne pense donc que les acides biliaires résorbés par l'intestin, en supposant toujours que cette absorption ne soit pas précédée de transformations, peuvent détruire une certaine quantité de globules, mettre leur hémoglobine en liberté et la transformer en pigment biliaire.

Partant de cette théorie, on a été amené à admettre la production « d'ictère hématique » dans tous les cas où une substance capable de détruire les globules rouges se trouve introduite dans le sang. Max Hermann, en injectant de l'eau dans les veines d'un animal, aurait constaté la coloration ictérique des urines; mais ces résultats ont été contredits, et les causes d'erreur relevées exactement par

(1) Kühne, *Arch. f. path. Anat.*, 1858, et *Lehrb. de phys. Chemie*, 1866.

J. Steiner et par M. Vulpian. Du reste, s'il suffisait que des globules rouges du sang fussent détruits pour que du pigment biliaire prît naissance aux dépens de l'hémoglobine mise en liberté, la manière la plus simple de réaliser l'expérience consisterait à injecter dans les veines de l'animal une solution d'hémoglobine; or, de l'aveu de Kühne lui-même, on ne voit jamais, dans ces circonstances (sans adjonction d'acides biliaires), le pigment biliaire apparaître dans les urines.

Pour ce qui est des substances toxiques, produisant un ictère qu'on a pu considérer comme d'origine hématique, les unes portent directement leur action sur le foie, et, comme le phosphore, produisent un état catarrhal des canalicules biliaires, ainsi que nous l'avons déjà signalé précédemment en parlant des ictères par rétention; les autres, comme l'éther, le chloroforme, agissent en activant la sécrétion hépatique, d'où hypercholie et résorption, par l'intestin, de la bile en nature : en effet, dans ces cas, on trouve dans les urines, non-seulement le pigment, mais encore les acides biliaires. Or, si le pigment résultait, comme le veut la théorie de Frerichs, de la transformation des acides, ceux-ci ne se retrouveraient plus dans l'urine.

Des expériences d'intoxication rapportées par MM. Feltz et Ritter (1) on peut déduire l'apparition des sels biliaires dans le sang et les urines pendant le cours de certains empoisonnements, mais avec une grande différence, selon les modes d'empoisonnements, dans les quantités de sels biliaires déterminées par la réaction de Pettenkofer : le minimum est produit par l'empoisonnement dû au phosphore, et le maximum par l'acide arsénieux. La présence des sels biliaires dans les urines implique la contamination du sang;

(1) Feltz et Ritter. *De l'apparition des sels biliaires dans le sang et les urines déterminée par certains empoisonnements.* (*Journ. de l'anat. et de la physiol.* Janvier 1876.)

mais, comme dans les empoisonnements aigus, le phénomène manque presque toujours, on ne peut admettre une action directe de l'agent toxique employé, mais une action qui, disent les auteurs, « sollicite du côté de l'organisme toutes les forces d'élimination, qui ne sont autres que les sécrétions et les excrétions exagérées ». L'hypersécrétion biliaire, salutaire dans le sens de l'élimination du toxique, devient un danger lorsque le flux sollicité est trop abondant pour se déverser assez rapidement au dehors, et que sa stagnation et sa résorption amènent la possibilité d'une intoxication secondaire par les sels biliaires.

En résumé, l'existence de l'ictère hématique est encore à prouver, du moins tels que le connaissent Frerichs ou Kühne (1).

4° *Ictère hémaphéique.* — Il n'en est pas de même de ce que M. le professeur Gubler appelle l'ictère *hémaphéique* (2). Nous rappellerons d'abord qu'à la suite de contusions violentes et étendues, la résorption de vastes infiltrations sanguines s'accompagne d'une teinte subictérique de la peau et des conjonctives ; mais, comme l'a constaté Poncet (3), ce léger ictère n'est pas dû au pigment biliaire, dont on ne peut, par les procédés chimiques, trouver de traces dans les urines ; la coloration de la peau et des conjonctives doit être attribuée à la matière colorante modifiée des globules mise en liberté. Poncet donne sept observations dans lesquelles il a constaté la teinte ictérique à la suite d'infiltrations sanguines, sans pouvoir reconnaître dans l'urine des blessés la présence du pigment biliaire. Il donne en outre la relation de quatre expériences faites sur des chats et des chiens

(1) Immermann, *Ein Fall von hœmatogenen Icterus.* (*Deutsches Arch. für Klinische Medicin.*, 1874, t. XII.)

(2) Gubler, *Société médicale des hôpitaux* et *Union médicale,* 1857.

(3) A. Poncet, *De l'ictère hématique traumatique.* Thèse, Paris, 1874.

auxquels il a injecté des quantités variables de sang dans le tissu cellulaire sous-cutané, et chez lesquels il a constaté que l'urine ne renfermait pas de pigment biliaire.

M. le professeur Gubler, dans l'empoisonnement par le plomb, puis dans bon nombre d'autres états morbides, a constaté une coloration jaune, subictérique de la peau, des sclérotiques et des muqueuses ; l'urine est colorée, d'une teinte un peu plus rougeâtre que dans l'ictère ordinaire ; elle teint le linge en jaune rose, l'acide nitrique n'y produit pas la réaction caractéristique des matières colorantes de la bile. Il a nommé cet état spécial, *ictère hémaphéique*, en se basant sur les considérations suivantes : le sérum du sang est coloré à l'état normal par une matière spéciale, l'*hémaphéine* (Simon) ; c'est l'augmentation de cette matière colorante du sérum dans le sang qui donnerait lieu à une coloration spéciale de l'urine et des tissus, coloration qui caractérise l'ictère hémaphéique. Comme dans ce cas il n'y a pas de matériaux de la bile dans le sang on n'observe pas les symptômes qui sont dus, dans l'ictère biliaire, à la présence de ces substances : ni ralentissement du pouls, ni abaissement de température, ni décoloration des matières fécales. Aussi l'ictère hémaphéique présente-t-il des symptômes assez nettement déterminés pour que l'on puisse aisément le diagnostiquer d'avec l'ictère biliphéique intense ou léger. Ces signes sont : la réaction des urines, le caractère des selles, l'absence des manifestations cutanées propres à l'autre variété d'ictère, l'absence des troubles de la circulation générale. Cependant il y a des cas dans lesquels l'hémaphéisme et le biliphéisme peuvent se montrer concurremment. Dans les cas de rétention biliaire prolongée, par exemple, l'ictère au début pouvait être biliphéique, alors que dans la suite il ne présente plus que les réactions de l'hémaphéisme (*Ictère mixte*, Gubler). C'est alors que l'interrogatoire du malade viendra en aide au diagnostic. On apprendra qu'au début de l'ictère la jaunisse était beaucoup plus accentuée, que les selles étaient décolorées, que la peau était le siége de démangeaisons, etc.

Dans d'autres cas d'ictères mixtes le diagnostic est extrêmement difficile. Cette variété se rencontre dans la cirrhose hypertrophique, dans certaines formes d'ictère grave. Les urines prennent alors une teinte feuille-morte caractéristique pour M. Gubler. Mais au point de vue chimique, la théorie de l'ictère hémaphéique laisse encore bien des lacunes à combler.

Existe-t-il un pigment spécial auquel on soit en droit de donner le nom d'hémaphéine ? La question est fort discutée et je ne crois pas que dans l'état actuel de la science, elle puisse être résolue. Chevreul a décrit dans le sang un pigment jaune ; Simon (*Medicin. Chem.*, t. I, p. 328, et *Handb. der Chem.*, 2 *Aufl.*, II, p. 157) a isolé une matière brune provenant de la décomposition de l'hématine, matière qu'il a dénommée hémaphéine ; Sanson a obtenu un produit analogue en traitant le sang successivement par l'alcool et par l'eau (Watts, *Dictionary of Chem.*, t. III, p. 1); mais s'agit-il là d'un produit univoque, n'est-on pas simplement en présence de mélange plus ou moins mal défini : personne n'en saurait rien dire. On ne sait pas davantage s'il y a identité entre cette matière jaune du sang et la matière jaune que l'on trouve cliniquement dans les urines au cours de certains états pathologiques ; ce pigment urinaire, même, n'est rien moins que caractérisé, et comme le dit Albert Robin dans son remarquable travail, « il n'existe encore que cliniquement, et son contenu chimique demeure problématique. » (1)

En effet, si l'on étudie attentivement les descriptions

(1) Alb. Robin, *Essai d'urologie clinique. La fièvre typhoïde*, Th. de Paris, 1877.

des auteurs qui se sont plus spécialement occupés de cette question, on se heurte d'abord à une confusion de noms inexprimable : il faut donc ne s'occuper en aucune façon des dénominations et ne se fonder que sur les réactions. Or, en catégorisant celles-ci, on voit que l'urobiline de Jaffé, le pigment brun décrit par Méhu dans son Traité de chimie clinique, le pigment bilieux imparfait de Trincaven ne sont autre chose que la matière qui donne aux urines hémaphéiques leur coloration spéciale, matière que M. Gubler reconnaît cliniquement par le procédé que nous indiquerons tout à l'heure et à laquelle M. Albert Robin donne le nom d'hémaphéine en indiquant quelques-unes de ses réactions.

Cette hémaphéine, sur laquelle M. Gubler a le premier attiré l'attention des cliniciens, est-elle l'hémaphéine de Simon, se rapproche-t-elle des pigments sanguins de Chevreul et de Sanson ; est-ce, comme le pensent Lecorché, Bouchard, Vogel, la matière colorante normale de l'urine éliminée en excès ? On n'en sait rien, et de nouvelles recherches peuvent seules résoudre tous ces points obscurs.

Toutefois, M. Gubler a fait souvent devant ses élèves une expérience dont le résultat tendrait à bien spécialiser l'hémaphéine comme pigment distinct et à la différencier de la matière colorante normale de l'urine. S'il est vrai que les urines hémaphéiques ne soient que des urines concentrées, on doit, en les étendant d'eau, produire par l'action de l'acide nitrique, la teinte rose de Chine de l'urine normale ; or, il n'en est rien, et M. Gubler obtient, dans cette expérience, une teinte d'un brun rougeâtre, qui n'est qu'une dégradation des tons que l'on produit en traitant l'urine hémaphéique pure par l'acide nitrique.

L'origine hématique et globulaire de l'hémaphéine paraît aujourd'hui à peu près certaine, et voici quel est, d'après M. Gubler, le mécanisme de ses évolutions. C'est même dans ce mécanisme plutôt encore que dans ses caractères chimiques encore imparfaits que l'on peut actuellement trouver sa définition. Quand les globules sont normalement détruits, quel que soit d'ailleurs le lieu de cette destruction, les produits de la désintégration globulaire, utilisés et transformés par le foie, évoluent en dérivés divers dont les aboutissants ultimes sont la matière colorante de l'urine et le pigment biliaire. Si le foie est, pour une raison quelconque, au-dessous de sa tâche transformatrice, ou si la quantité des globules détruits est trop considérable pour que le foie puisse utiliser leurs déchets, ceux-ci s'accumulent dans le sang et s'éliminent par les voies excrémentitielles adjuvantes, par l'urine, entre autres, qui acquiert alors des caractères pathognomoniques. Si le rein ne suffit pas à l'élimination du pigment nouveau, l'intestin, les glandes sudoripares entrent parfois en jeu ; d'autres fois et cela surtout quand la destruction globulaire est rapide, le pigment imprègne organes et tissus en leur donnant la teinte jaune de l'ictère. M. Gubler, en raison de cette évolution, propose d'appeler l'hémaphéine, le *pigment de l'insuffisance hépatique*.

Il importe de donner les caractères et les réactions des urines hémaphéiques :

Ces urines sont d'une couleur jaune ambrée qui varie depuis le jaune doré jusqu'au brun rougeâtre le plus accentué ; quand on les examine par réflexion dans un verre conique, on voit que leur surface présente des reflets jaunes et rouges ou bruns, mais jamais ces reflets ne sont verdâtres ainsi qu'il arrive toujours dans les urines ictériques.

Leur pouvoir tinctorial est faible : elles colorent la toile en un jaune rougeâtre que M. Gubler compare à la teinte de la chair du saumon ou du melon.

Traitées par l'acide nitrique, elles ne donnent pas lieu à un précipité résinoïde soluble dans l'alcool comme le font les urines biliaires, et elles prennent une coloration spéciale bien décrite par M. Gubler, pour lequel elle est caractéristique : cette coloration est un rouge brunâtre d'intensité variable qu'il compare à l'acajou vieilli.

Quand l'urine contient à la fois de la bile et de l'hémaphéine, elle prend, sous l'influence de l'acide nitrique, une teinte intermédiaire entre le rouge brun et le vert : c'est la teinte feuille-morte de M. Gubler, qui caractérise, pour lui l'ictère mixte.

Si l'urine renferme à la fois de l'hémaphéine et de l'indican, l'acide nitrique la rend verdâtre, ce qui, au premier abord, pourrait induire en erreur et faire croire à la présence de la biliphéine; mais si l'on décante cette urine et que l'on traite le culot verdâtre par un peu d'éther, l'indican viendra colorer l'éther en bleu, et l'urine prendra la teinte acajou de l'hémaphéine. Rien de pareil n'arrivera avec les urines biliaires qui, traitées de cette manière, ne donnent aucune coloration à l'éther (Gubler).

5° *Ictère par résorption intestinale.* — La bile versée dans l'intestin à l'état normal, pendant la digestion, ne passe pas tout entière dans les fèces ; elle n'est pas non plus résorbée en nature par l'intestin ; elle subit des transformations multiples, dont les produits sont les uns éliminés, tandis que les autres rentrent dans le milieu sanguin.

La cholestérine, après avoir subi des modifications que nous n'avons pas à examiner ici, est éliminée à l'état de stercorine (Flint).

La matière colorante est également éliminée, mais à un état tel de modification, qu'il est impossible de la reconnaître, au moyen de l'acide nitrique, dans l'eau où l'on a agité et broyé les matières fécales normales.

Quant aux acides copulés, ils sont dédoublés, et une partie de leurs éléments constituants rentre dans le sang, tandis que l'autre est éliminée : la glycérine et la taurine sont résorbées ; le fait est surtout frappant pour la taurine, qui contient du soufre ; or les expériences de Bidder et Schmidt ont démontré que la bile sécrétée par un chien dans l'espace de huit jours renferme environ 2gr90 de soufre, et qu'on n'en trouve cependant que 30 ou 40 centigrammes dans les fèces expulsés pendant ce laps de temps. Quant aux acides, comme le montre Hoppe-Seyler (1), on les retrouve dans les selles, non transformés, d'après les uns, à l'état de dyslysine, d'après les autres (Frerichs).

Or, dans les cas de polycholie, la bile versée en quantité surabondante dans les intestins n'y est qu'incomplétement modifiée ; elle apparaît en nature dans les fèces diarrhéiques biliaires : ne peut-elle pas être résorbée de même en nature par les parois intestinales ? La question n'est pas douteuse : cette résorption peut s'opérer dans toute la longueur du canal intestinal, depuis le point où le canal cholédoque vient aboutir au duodénum jusqu'à l'anus. Expérimentalement on peut rendre cette résorption intestinale évidente. Naunyn, injectant dans l'intestin grêle du chien de la matière colorante de la bile et des acides biliaires, a retrouvé ces acides et la matière colorante dans les urines (2).

Effets de l'ictère. — La rétention de la bile dans les voies biliaires détermine dans le parenchyme hépatique des modifications particulières, en même temps que son absence dans l'intestin apporte divers troubles dans la digestion et l'absorption ; d'autre part, la présence des éléments propres de la bile (acides et pigment) dans le sang, en même temps que la non élimination des substances, dont le foie est la voie d'excrétion, amène dans le milieu intérieur des modifications de composition qui troublent le

(1) Hoppe-Seyler, *Arch. f. path. Anat.*, 1862, Bd. XV.

(2) Naunyn, *Arch. f. Anat. und Phys.*, 1868. — J. Wickham Legg, *An examination of the opinions held as to the causes of jaundice* (*St Bartholomew's Hospital Reports*, 1876, vol. XII).

fonctionnement de divers organes et tissus. Nous avons donc à passer en revue, comme conséquences de l'ictère : les altérations du foie ; les troubles de la digestion, et, d'une manière générale, des fonctions intestinales ; les altérations du sang, et les troubles fonctionnels de divers organes ; enfin les résultats de la suppression des fonctions excrémentielles du foie.

Altérations du foie. — Partant de ce fait aujourd'hui classique que les acides de la bile exercent une action dissolvante sur les globules du sang, on a prétendu (Rokitanski, V. Dusch) que ces acides dissolvaient également les cellules hépatiques lorsqu'ils restaient en contact avec elles pendant un temps suffisamment prolongé. Il n'a pas été difficile à Ch. Robin (1), à Kühne (2) et enfin Wickham Legg (3) de prouver que cette dissolution n'a pas lieu.

Mais il n'en est pas moins vrai que, par le fait de l'obstruction des voies biliaires et la stase de la bile dans le foie, des altérations pathologiques se montrent dans le parenchyme de cet organe, et peuvent même aboutir à une destruction totale des cellules hépatiques ; mais le processus est lent et n'a rien d'analogue à la prétendue dissolution. L'expérience démontre que le foie commence à s'altérer après une rétention de 10 à 12 jours. M. Heinrich Mayer, en 1872, a étudié cette question, en pratiquant sur des lapins et des chats la ligature du canal cholédoque : il a constaté une multiplication des éléments du tissu conjonctif dans le tissu extra et intra-lobulaire, en même temps qu'un état particulier des cellules hépatiques, qui se montrent très-chargées de granulations pigmentaires.

(1) Ch. Robin, *Société de biologie*, 1857, p. 14.

(2) Kuhne, *Virchow's Arch.*, 1858, Bd. XIV, p. 324.

(3) Wickham Legg, *St Bartholomew's Hosp. Reports*, 1876.

MM. Charcot et Gombault (1) ont particulièrement observé l'accroissement du tissu connectif du foie. M. Chambard récemment, dans un intéressant mémoire, est arrivé aux mêmes résultats (*Arch. de physiol.*, 1877) : ces résultats expérimentaux ont été vérifiés chez l'homme, dans plusieurs cas d'oblitération du canal cholédoque, par M. Charcot et plus récemment par Wickham Legg (2). L'extension progressive des tractus conjonctifs périlobulaires comprime le parenchyme hépatique, dont le champ se rétrécit de plus en plus : aussi ces altérations suffisent-elles pour entraîner des lésions fonctionnelles sérieuses, pour entraver, par exemple, la fonction glycogénique (W. Legg, Kühne et Frerichs) (3). Nous verrons plus loin la portée de ces recherches expérimentales.

Troubles digestifs. — La bile n'est plus considérée aujourd'hui comme l'un des sucs digestifs essentiels, mais elle n'en remplit pas moins un rôle important dans les fonctions intestinales : étrangère aux transformations chimiques de la digestion proprement dite, elle est l'agent principal de l'absorption des graisses à la surface de l'intestin grêle : ainsi s'explique la présence, dans les selles des ictériques de matières grasses, résultant moins de la non digestion que de la non absorption de ces aliments; la production de gaz fétides dans les intestins des ictériques correspond sans doute à ce rôle que quelques physiologistes ont attribué à la bile, de s'opposer à la fermentation putride du contenu de l'intestin. Quoi qu'il en soit,

(1) Charcot et Gombault, *Note sur les altérations du foie consécutives à la ligature du canal cholédoque.* (*Arch. de physiol. norm. et path.*, 1876, p. 272)

(2) J. Wickham Legg, *Note on the cause of the Cirrhosis which follows obstruction of the Bile Ducts.* (*The Lancet,* 16 février 1877, p. 190.)

(3) F. Kühne et F. Frerichs, *Ueber den Einfluss der Unterbindung des Ductus choledochus auf den Glycogengehalt der Leber.* (*Arch. f. gesammt. Physiol.,* 1876, Bd. XIII, p. 460.)

les troubles digestifs ne constituent pas dans l'ictère un danger très-pressant ; la physiologie expérimentale a montré que les chiens, dont la bile était en totalité détournée du tube digestif par une fistule biliaire, pouvaient parfaitement se soutenir, et même engraisser, à la condition de recevoir une nourriture deux fois plus abondante que celle fournie à des chiens intacts : on supplée ainsi, par la quantité des divers aliments, à l'incomplète absorption des graisses. De même chez les ictériques, il suffit d'élever l'alimentation dans une proportion convenable pour éviter, pendant un certain temps du moins, un déficit notable dans l'apport nutritif.

Les véritables dangers de l'ictère sont le résultat de la présence de la bile dans le sang, et dans la suppression des fonctions excrémentitielles du foie.

Effets de la présence de la bile dans le sang. — L'action toxique que la bile contenue dans le sang exerce sur certains organes et éléments anatomiques est due uniquement aux acides biliaires : on sait que normalement ces acides n'existent pas dans le sang, car, ainsi que nous l'avons dit précédemment, ils ne sont pas résorbés normalement au niveau de la surface intestinale, mais une partie seulement de leurs éléments constituants (taurine) rentre dans le milieu intérieur. Les modifications produites par la présence de la bile dans le sang se manifestent par des troubles du cœur et par une altération du sang.

Troubles du cœur. — Ils sont classiques : comme l'a remarqué Bouillaud dès 1837, les mouvements du cœur peuvent se ralentir dans l'ictère le plus simple et le pouls tomber à 50 ou même 40 pulsations : chez une femme atteinte d'une affection mitrale et aortique et qui était affligée par de violentes palpitations, M. Vulpian a vu ces symptômes disparaître entièrement pendant toute la durée d'un ictère franc. Röhrig, puis Feltz et Ritter (1) ont fait voir que les mêmes effets s'obtiennent chez les animaux par des injections de bile dans le sang. Du reste ces effets ne sont pas dus à la bile en général, mais seulement à quelques-uns de ses principes : c'est ce qu'avait déjà indiqué Röhrig; c'est ce que MM. Feltz et Ritter ont établi avec soin dans de récents travaux (2) : ces deux auteurs se sont attachés à démontrer que les modifications de circulation, de respiration, de calorification et de tension artérielle qui surviennent dans l'ictère, dépendent uniquement de l'altération qu'apportent à la constitution du sang les sels biliaires retenus en plus ou moins grande quantité dans le liquide nourricier. Les matières colorantes et la cholestérine ne joueraient aucun rôle dans les troubles fonctionnels dont il s'agit. Quant à l'action spéciale des sels biliaires, elle porterait, par l'entremise du sang, sur le tissu musculaire en général et sur le cœur en particulier. Enfin, dans une série d'expériences comparatives ils ont montré que, à doses non toxiques, le pouls baisse sous l'influence de la digitale, comme sous celle des sels biliaires : la seule différence à noter, c'est que, avec la digitale, la descente extrême dure très-peu et est suivie d'une accélération qui peut se maintenir pendant 24 heures, tandis que, par les sels biliaires, la diminution du nombre des battements se maintient plus longtemps et n'est pas suivie d'une précipitation anomale. — A la suite de section des pneumogastriques l'empoisonnement par les sels biliaires impressionne encore

(1) Röhrig, *Ueber den Einfluss der Galle auf die Herzthätigkeit.* (*Arch. d. Heilkunde*, V. 1863.)

(2) Feltz et Ritter, *De l'action des sels biliaires sur le pouls, la respiration, la température.* (*Id.*, mai 1876.) — Des mêmes, *De l'action de la digitale comparée à celle des sels biliaires sur le pouls, la tension artérielle, la respiration et la température.* (*Compt. rend. Acad. des sciences*, 3 juin 1876.)

le pouls, tandis que la digitale ne produit aucune modification de ce genre. De plus, dans les cas de doses toxiques, le sang de l'animal empoisonné par la digitale ne présentant nulle altération comparable à celle qui est signalée dans les empoisonnements par la bile, les auteurs sont amenés à conclure que l'effet de la digitale s'exerce bien plus sur le système nerveux que sur le sang ou le tissu musculaire, comme cela a lieu pour les sels biliaires. Et en effet, dans toutes les autopsies d'animaux morts par la digitale, on ne trouve jamais le cœur en état de contraction tétanique, comme c'est la règle dans les intoxications biliaires, et l'on peut constater, par l'électricité, que le muscle cardiaque n'a pas perdu sa contractilité.

La bile agit-elle sur le système nerveux? Se basant sur ce fait que la bile et les acides biliaires, comme l'a montré Büdge, sont des excitants des nerfs comme la glycérine et le chlorure de sodium, on avait émis l'hypothèse que la bile n'agirait sur le cœur que par l'intermédiaire des pneumogastriques, mais nous venons de voir que le ralentissement du cœur se produit même après la section des nerfs vagues. D'après Feltz et Ritter, les acides biliaires injectés dans le sang, à dose concentrée, déterminent chez les animaux des accidents nerveux plus ou moins graves.

Action sur le sang. — Le sang s'altère par l'action des principes de la bile : il présente dès lors peu de tendance à se coaguler, et à l'examen microscopique, il présente tous les caractères du sang dissous. C'est que si l'action dissolvante de la bile sur les cellules hépatiques est très-contestable, ainsi que nous l'avons vu précédemment, il n'en est pas de même de son action sur les globules du sang; c'est un des faits micro-chimiques les mieux établis : mis en contact avec la bile, les globules rouges disparaissent sans laisser de traces, et on voit se former, sur la plaque de verre, un liquide jaunâtre, susceptible de cristalliser : c'est l'hémoglobine mise en liberté : les globules blancs sont également dissous. Cette action est due aux acides de la bile, car on obtient les mêmes résultats en employant non de la bile en nature, mais une solution à 12 0/0 de sels biliaires. Aussi, dans les expériences où on injecte de ces substances dans le sang, voit-on apparaître des urines sanguinolentes, parfois des infiltrations hémorrhagiques, phénomènes dus à la dissolution de l'hémoglobine.

Dans les expériences de ligature du canal cholédoque, Feltz et Ritter ont observé les mêmes phénomènes : le sang s'altère, disent-ils, par suite de la résorption des sels biliaires ; les globules rouges deviennent diffluents, laissent transsuder l'hémoglobine, dont on trouve des cristaux dans le sérum (1).

Quant aux matières colorantes de la bile, d'après les expériences faites soit avec de la bile de porc, soit avec le pigment extrait de calculs humains, ces matières injectées à doses variables en solutions légèrement alcalines, préparées au moment de l'opération, ne déterminent aucun accident grave ; leur élimination se fait par les urines : une teinte ictérique faible et passagère ne se produit que sous l'influence de fortes doses : on n'obtient du reste l'ictère franc qu'en empêchant l'élimination par la ligature des uretères et en injectant de fortes quantités de bilirubine.

Suppression des fonctions excrémentitielles du foie. — Les fonctions excrémentitielles du foie ont trait,

(1) Feltz et Ritter, *Recherches sur les effets de la ligature du canal cholédoque et sur l'état du sang dans les ictères malins.* (*Compt. rend. Acad. des sciences*, 15 mars 1875.) — Feltz et Ritter, *Études cliniques et expérimentales sur l'action de la bile et de ses principes introduits dans l'organisme.* (Acad. des sciences, 14 déc. 1874 et *Journ. de l'Anat. et de la Physiol.*, juillet et novembre 1874.)

d'une part, à l'élimination de la cholestérine, et d'autre part, aux actes de désassimilation dont l'urée est le terme ultime ; la première fonction est incontestable et incontestée; la seconde, étudiée seulement dans ces dernières années, a peut-être besoin de recevoir encore certains éléments de confirmation.

A) Depuis les travaux de Flint (1), la cholestérine est considérée comme un produit de la désassimilation du tissu nerveux, et particulièrement des masses centrales encéphalo-médullaires; le foie joue par rapport à ce produit le rôle que remplissent les reins par rapport à l'urée. Si donc la fonction excrémentitielle du foie est arrêtée, la cholestérine s'accumulera dans le sang. Dans un cas de cirrhose, où il y avait accumulation de cholestérine dans le sang, Flint a été conduit à attribuer les accidents nerveux mortels qui s'en suivirent à l'action même de la cholestérine : il en serait de même des accidents nerveux qui peuvent accompagner certaines formes d'ictère. Ici, dit M. Charcot, la majorité des auteurs abandonnent Flint, après l'avoir suivi dans la première partie de sa thèse. A défaut d'observations cliniques suffisamment nombreuses, on a procédé par la méthode des injections chez les animaux. Entre les mains de Pagès, Chonyakow, les résultats ont été absolument négatifs. Cependant Koloman Müller (2) a avancé qu'une injection de cholestérine dans le sang provoque des accidents nerveux mortels. Mais de nouvelles expériences ont contredit ces résultats : Feltz et Ritter assurent n'avoir pas noté de phénomènes nerveux après les injections de cholestérine, à moins d'injection si abondante que la quantité excessive de cholestérine, devenue

(1) Flint, *Recherches expérimentales sur une nouvelle fonction excrémentitielle du foie* (*Journ. de l'Anat. et de la Physiol.*, 1864, t. I, p. 565.

(2) *Virchow's Archiv*, 1875.

insoluble, ne joue le rôle de corps étranger et détermine des embolies.

B) On sait que l'assimilation, qui se produit au niveau des éléments anatomiques, est précédée de certains actes d'emmagasinement et de formation, qu'on peut considérer commes actes préliminaires. De même la désassimilation est achevée par certains actes complémentaires, c'est-à-dire que les produits de désintégration formés au niveau des tissus ne sont pas toujours rejetés au dehors sous la forme où ils ont pris naissance dans l'intimité des divers éléments anatomiques, mais peuvent subir, dans des organes particuliers, une transformation plus complète qui leur donne leur caractère définitif de produits excrémentitiels. Ces actes complémentaires de la désassimilation sont peu connus, et ils n'ont été nettement étudiés que récemment pour les produits de désintégration des substances albuminoïdes, dont la transformation définitive en urée semble s'accomplir dans le parenchyme hépatique. On sait que l'urée ne se produit pas d'emblée dans l'économie par l'oxydation des matières azotées; les dédoublements auxquels sont soumises ces matières donnent des produits riches en azote, qui sont soumis à des oxydations successives et se retrouvent dans les muscles, le sang, le cerveau (créatinine, xanthine, sarcine, acide urique). Dans les muscles, qui sont cependant le siége de combustions si intenses, on ne trouve pas d'urée : c'est que dans ces organes, comme dans la plupart des tissus, les albuminoïdes ne subissent que les premières phases de leur oxydation.

Où donc s'achèvent ces actes de combustion, de dédoublement? Dès 1864, Meissner avait été amené à considérer le foie comme l'organe principal où se produit l'urée. Ne pouvant entrer ici dans l'étude complète de cette question, nous dirons que ces fonctions désassimilatrices du foie ont été étudiées particulièrement par Murchison en Angleterre, par MM. Bouchard, Brouardel, Genevoix, Martin, Charcot en France (1), par Kühne et Cyon en Allemagne. Murchison a formulé (*On functional Derangements of the Liver*, 1874) les conclusions suivantes : Le foie a un rôle important dans la formation des matières azotées éliminées par les reins. En effet : 1° Parmi les signes les plus constants des troubles fonctionnels du foie, on trouve la formation imparfaite de l'urée, prouvée par l'augmentation du dépôt d'acide urique ou d'urates ; 2° Quand une partie importante du foie a été détruite par la maladie, l'urée éliminée est considérablement diminuée, ou même l'urée disparaît.

Le travail plus complet de M. Brouardel nous montre que sous l'influence d'altérations du foie, l'urée varie suivant des lois déterminables : dans l'ictère grave, l'urée diminue et même disparaît des urines ; dans la cirrhose atrophique ou hypertrophique, la quantité d'urée éliminée est représentée par un chiffre extrêmement faible, même lorsque le malade continue à se nourrir ; il en est de même dans la dégénérescence graisseuse du foie qui survient chez les phthisiques.

M. Whitla (2) va plus loin encore ; pour lui, l'urée ne se forme plus dès que la fonction hépatique est suspendue : de là une forme particulière d'accidents urémiques liés à des désordres du foie : les faits cliniques sur lesquels s'appuie l'auteur ne paraissent cependant pas très-concluants ; il insiste tout spécialement sur la valeur de

(1) Brouardel, *L'urée et le foie : Variations de la quantité d'urée éliminée dans les maladies du foie.* (*Arch. de Phys.*, 1876.) — Genevoix, *Variat. de l'urée dans les maladies du foie.* (Thèse, Paris, 1876.) — A. Martin, *Réflexions sur les rapports de l'urée avec le foie.* (Thèse, Paris, 1877.)

(2) W. Whitla, *Uræmia in affections of the liver.* (*The Dublin Journ. of med. science*, 1876, p. 107).

la leucine et de la tyrosine, qui remplacent l'urée dans les urines, et sont une preuve de l'insuffisance des combustions interstitielles.

Nous verrons plus loin (voy. *Symptomatologie*) que, si de nombreux faits viennent à l'appui de cette théorie séduisante, malheureusement il en est d'autres qui semblent directement les contredire. M. Gubler, du reste, avait déjà opposé à la théorie hépatique de l'uricémie goutteuse ce fait que beaucoup de goutteux ne présentent pas d'hypertrophie constante du foie, comme le veut Murchison; on ne saurait donc, dans ce cas, invoquer la congestion et l'exaltation des fonctions de cet organe comme cause de l'exagération de la production de l'urée ou de l'acide urique.

CHAPITRE II.

PATHOGÉNIE.

Au premier rang parmi les causes capables de produire l'ictère chronique, il faut placer la *lithiase biliaire*. Les lésions de canalisation produites par ces calculs réalisent parfois, par leur soudaine apparition, par leur persistance et leurs conséquences, un état tout à fait comparable à celui que le physiologiste cherche à provoquer en pratiquant la ligature du canal cholédoque. C'est là un type de ces expériences toutes faites comme la pathologie nous en fournit tant et de si instructifs exemples. Qu'un calcul, en effet, vienne à s'engager dans le conduit commun de la bile et à l'oblitérer, ou que cette oblitération soit obtenue à l'aide d'une ligature jetée sur le canal, les obstacles créés au déversement de la bile seront indentiques dans les deux cas ; identiques aussi les phénomènes de stase et de résorption, avec le traumatisme péritonéal en moins et les complications qu'il introduit dans le problème. De là l'intérêt particulier qui s'attache à cette étude, vu la simplicité relative des données.

Tout, ou presque tout, en effet, au début du moins des accidents, est d'ordre mécanique; il ne s'y mêle pas, comme dans les cas plus complexes que nous aurons à aborder par la suite (cancer des voies biliaires, tumeurs, etc.,), des altérations préalables du foie, ni surtout de ces états diathésiques supérieurs et antérieurs à la lésion locale qui obscurcissent tant l'interprétation des phénomènes. Ce n'est pas à dire, cependant, que tout dans l'histoire des concrétions biliaires se réduise à des troubles locaux ; il est certain que là aussi, quoique d'une façon moins évidente que pour la lithiase rénale, l'affection calculeuse traduit, dans beaucoup de cas, un trouble de la nutrition générale, un état diathésique en un mot, se rattachant à la diathèse urique ou à la goutte. Mais c'est là un point que nous n'avons pas à aborder. Dans l'histoire si complexe de la lithiase biliaire, un seul côté nous appartient, ce sont les conditions pathogéniques qu'elle crée par l'ictère persistant.

Ces concrétions biliaires peuvent siéger sur tout le parcours des voies biliaires depuis les radicules périlobulaires jusqu'à l'orifice duodénal du canal cholédoque ; mais le siége d'élection est la vésicule, où la bile subit une stagnation physiologique comparable à celle de l'urine dans la vessie. Le volume en est aussi variable que la forme et que le nombre, et toutes les transitions existent entre la poussière presque impalpable ou *boue biliaire* (Cruveilhier, *Anat. pathol.*), et les calculs proprement dits.

On a voulu établir quelques règles entre le volume et la configuration des calculs d'une part, et d'autre part, l'intensité et la durée des accidents. M. Barth, notamment, a pensé que les calculs à facettes plus aptes, peut-être, à provoquer les accidents douloureux de la colique, déterminent moins facilement l'ictère, la bile continuant à fluer dans les intervalles qui subsistent entre les facettes du calcul et les parois du conduit dans lequel il s'est engagé. Les faits ne justifient pas complétement ces vues. C. Wolff a plutôt constaté le fait inverse, du moins pour les calculs de petit volume, qui produisent l'ictère plus facilement quand ils sont taillés en facettes que lorsqu'ils sont circulaires (1).

(1) *Beiträge zur Symptomatologie und Diagnostic der Gallensteine*, in *Virchow's Arch.* Bd. XX, 1861, p. 7. C'est le résumé de 45 observations

Pour les gros calculs au contraire (c'est-à-dire ceux qui atteignent le volume d'un haricot et au delà), la proposition de Barth paraît généralement exacte et dans la plupart des ictères persistants d'origine calculeuse, avec occlusion complète et décoloration durable des matières, le calcul trouvé dans le canal cholédoque était ovoïde ou cylindrique et se moulait par conséquent exactement sur ce dernier. (Obs. de Frerichs, Murchison, Fauconneau-Dufresne).

La *consistance* des calculs est souvent très-faible ainsi que le prouve leur friabilité sous le doigt; d'où la possibilité de leur usure et de leur fragmentation pendant la vie. Barth, le premier, a indiqué ce fait et a montré que des calculs contenus dans la vésicule, chez une femme de 75 ans n'étaient que des fragments d'un calcul plus gros, recouverts d'une nouvelle couche masquant la surface rayonnée de la cassure (1); M. Gubler a également trouvé un calcul brisé en trois ou quatre fragments, sans violence exercée sur les organes, dans une vésicule dont les parois étaient hypertrophiées.

Il est probable, en effet, que la contraction énergique de la musculeuse épaissie joue un rôle dans cette fragmentation spontanée, témoin le fait intéressant mentionné par Gerhardt : Chez un homme qui succomba pendant une violente attaque de colique hépatique, il trouva un calcul volumineux engagé dans le canal cystique ; à sa partie

de colique hépatique recueillies par l'auteur et surtout par son père ; dans chaque cas on rechercha la présence de calculs dans les selles, sans se lasser, pendant des mois et des années. Cette patience a été récompensée, car dans les 45 cas des concrétions biliaires ont été trouvées dans les fèces. Il est essentiel, dans ces recherches, de recourir au tamis, et non de se contenter de délayer les matières de façon à faire surnager les calculs ; ceux-ci, en effet, à l'état frais et non desséchés, sont plus lourds que l'eau et tombent au fond.

(1) *Voy.* Barth. et Besnier, *Dictionnaire encyclopédique des Sc. méd.*, art. *Calculs*, p. 388.

antérieure, le calcul était rompu et les pointes du fragment étaient engagées dans la muqueuse (1). Ces faits sont intéressants à mentionner, non-seulement au point de vue général de l'histoire de la lithiase biliaire, mais aussi au point de vue plus spécial auquel nous devons nous placer; comme le dit M. Gubler, on peut ainsi s'expliquer un des mécanismes de la cessation brusque d'une occlusion en apparence définitive.

Nous n'avons à entrer dans aucun détail sur les calculs renfermés dans la vésicule ou engagés dans le conduit cystique; ni la crise véhémente qui constitue la colique hépatique, ni ces douleurs vagues, ou simulant la gastralgie qui la remplacent souvent, ni enfin l'accès fébrile franc qui accompagne parfois, qui d'autres fois remplace la colique ne doivent nous occuper. Que le calcul demeure engagé dans le canal cystique, qu'il retombe dans la vésicule, ou bien qu'arrivé dans le canal cholédoque, il franchisse plus ou moins péniblement le dernier défilé constitué par l'orifice de Vater, pour tomber dans l'intestin, dans aucun de ces cas, une entrave persistante n'est apportée au cours de la bile. Il en est autrement quand un calcul détermine l'obstruction du canal cholédoque, ou du canal hépatique : les conditions qui président au développement de la rétention biliaire et partant de l'ictère persistant sont alors pleinement réalisées.

Les calculs arrêtés dans le *conduit hépatique* sont tout à fait rares, car ils proviennent presque toujours dans ces cas des voies biliaires intra-hépatiques, ils sont par conséquent d'un volume peu considérable et cheminent en outre dans des canaux de plus en plus spacieux. S'il est possible qu'un calcul en s'échappant de la vésicule par le canal

(1) *Ueber Icterus gastroduodenalis*, in Volkmann's *Klin. Vortr.* n° 17, p. 109.

cystique puisse remonter dans le canal hépatique, cela doit être, dit M. Fauconneau-Dufresne, extrêmement rare. Du reste, dans les cas d'obstruction du canal hépatique, on constate tous les phénomènes de stase et de rétention biliaire qui se produisent quand l'obstacle siége sur le canal cholédoque, avec cette différence que la vésicule du fiel ne participe pas à la distension.

C'est dans le canal *cholédoque* que l'arrêt des cholélithes est le plus fréquemment observé. Trois éventualités peuvent ici se présenter : Assez souvent, malgré le nombre et le volume des calculs qui remplissent le canal cholédoque, au point parfois de lui donner les dimensions de l'intestin grêle, la bile peut continuer à filtrer entre les interstices des calculs, ou, dans le cas d'un calcul volumineux unique, entre celui-ci et la paroi. Cette disposition permet le passage dans l'intestin non-seulement d'une portion de la bile secrétée, mais même de la totalité de cette bile, d'où *l'absence d'ictère.* Le fait célèbre de Cruveilhier dans lequel le canal cholédoque, la vésicule, le canal hépatique et ses principales branches étaient littéralement remplis d'amas calculeux, et où l'ictère a constamment fait défaut, en est un exemple frappant.

D'autres fois, l'obstacle est suffisant pour déterminer une stase permanente de la bile, mais non pas un arrêt absolu, une portion de ce liquide continuant à arriver dans l'intestin. Dans ce cas, l'ictère sera persistant mais les selles continueront à être colorées. Dans quelques cas, on constate dans le cours d'un ictère chronique, des alternatives de coloration et de décoloration des selles, coïncidant le plus souvent avec des recrudescences ou des atténuations parallèles de la teinte foncée des téguments; il s'opère alors des débâcles bilieuses, liées sans doute à des déplacements éprouvés par le calcul, ou plutôt à l'augmentation de pression du liquide accumulé derrière l'obstacle, et lui permettant d'en triompher momentanément.

Enfin, il est des cas où la rétention est absolue et définitive, et dans lesquels, à aucun moment, la bile n'arrive dans l'intestin ; *l'ictère persistant avec décoloration des selles* en est la conséquence (1).

L'oblitération totale ou incomplète du canal cholédoque ou hépatique en même temps que la rétention ou la résorption biliaires entraînent la distension des conduits intra-hépatiques, l'inflammation catarrhale ou purulente de la muqueuse de revêtement ; l'imbibition biliaire du parenchyme, etc. ; en un mot, un ensemble remarquble de lésions anatomiques et toute une symptomatologie spéciale, mais ces altérations tiennent surtout à la stase et à la rétention biliaire quelle qu'en soit la cause, calculeuse ou autre.

Outre ces calculs, d'autres corps étrangers en pénétrant dans les voies biliaires, peuvent entraîner les mêmes conséquences anatomiques et tous les accidents de l'occlusion permanente. Nous ne ferons que rappeler ici les observations curieuses où l'on a rencontré dans les voies biliaires, des lombrics, des pépins de raisin, des noyaux de cerise, etc., libres ou formant le noyau d'un calcul ; il est probable que la pénétration de ces corps avait été facilitée par une dilatation préalable des conduits de la bile. Dans la plupart de ces cas, il n'y avait pas de phénomènes proprement hépatiques ou bien la symptomatologie était celle

(1) Un calcul engagé dans l'orifice commun aux canaux cholédoque et pancréatique peut intercepter le cours des fluides biliaire et pancréatique, fait qui est plus communément le résultat de tumeurs de la tête du pancréas. Lieutaud, Andral, Fauconneau-Dufresne, Murchison en citent des cas ; dans celui d'Andral, plusieurs calculs accumulés vers l'ampoule de Vater refoulaient la muqueuse devant eux ; l'orifice vu du duodénum était plus apparent que de coutume et présentait une sorte de bourrelet rappelant la disposition de l'anus.

d'une affection aiguë du foie ; le traité de Frerichs (1) et surtout celui de M. Davaine contiennent la plupart des documents relatifs à ce sujet ; nous y renvoyons le lecteur.

Biermer a communiqué à Leuckart l'observation suivante d'ictère chronique dû à la présence d'un distome enclavé dans le canal cholédoque.

Un soldat de Sumatra, atteint d'un ictère qui augmenta rapidement, fut renvoyé en Europe. Reçu à la clinique médicale de Zurich (5 janvier), le malade était ictérique au plus haut degré, très-amaigri, mais sans fièvre, ni douleur. Le foie n'était pas grossi : plus tard survinrent des douleurs hépatiques, puis des parotides, des ecchymoses scorbutiques, enfin, une pneumonie avec délire ; mort (18 février).

L'*autopsie* montra une périhépatite adhésive et une *oblitération complète* du conduit hépatique à son point de division. Ces deux lésions étaient la conséquence du parasitisme, d'un *distome hépatique* que j'ai trouvé moi-même dans le conduit cholédoque. Les canaux biliaires étaient fortement distendus et remplis, aussi bien que la vésicule du fiel, d'une bile assez boueuse (2).

Oblitération congénitale des voies biliaires. — Les causes des ictères des nouveau-nés sont variables autant que leur physionomie clinique. Outre la forme commune, bénigne, physiologique, pour ainsi dire, caractérisée par la teinte jaune clair que présentent la peau et les muqueuses dès les premiers jours qui suivent la naissance et qui offre tous les traits de l'ictère hémaphéique, une deuxième variété s'observe aussi quelques jours après la naissance et est liée à la phlébite ombilicale ; elle se rattache aux ictères pyémiques et amène le plus souvent la mort des petits sujets ; il est enfin une troisième forme, (*icterus verus neonatorum*, de Storch et de J. Frank),

(1) Frerichs, *Traité des maladies du foie,* traduit par Dumenil et Pellagot. 3e édit., 1877.

(2) R. Leuckart, *Die menschlichen Parasiten*, etc. Leipsig., 1863, t. I, p. 580, cité par Davaine, *Traité des entozoaires*, 2e éd. Paris 1877, pag. 225.

presque irrévocablement mortelle, qui manifeste ses effets dès la naissance et est liée à une véritable obstruction des voies biliaires. Cette obstruction peut reconnaître les mêmes causes que chez l'adulte. La lithiase biliaire se développe, très-exceptionnellement, il est vrai, pendant la vie intra-utérine ; Valleix assure même que les nouveau-nés, morts de maladies diverses, présentent assez souvent de petits calculs dans la vésicule (1). Lieutaud parle d'un enfant « qui *vint au monde* avec une jaunisse intense : il pleurait continuellement et poussait de hauts cris... il mourut au 2e jour. On se convainquit, par l'ouverture du cadavre que les viscères étaient sains, sauf le foie qui était plus gros qu'il n'est même à cet âge ; il était d'un rouge violet et sa substance très-ramollie : les canaux biliaires et surtout la vésicule du fiel contenaient plusieurs calculs de bile. Il y en avait un dans le canal cholédoque, à son insertion dans le duodénum, calcul qui était du volume d'un pois ordinaire. Portal, qui cite cette observation, en relate deux autres, analogues (2).

Relativement moins rares, quoique encore très-exceptionnels sont les cas d'ictère permanent des nouveau-nés dont il existe un certain nombre d'observations dans la littérature, publiés généralement sous la rubrique de *vices de conformation* ou de *défectus* des voies biliaires, et reconnaissant comme cause instrumentale une occlusion

(1) Valleix, *Clinique des maladies des enfants nouveau-nés*. Paris, 1838.

(2) Portal, *Observat. sur la nature et le traitement des maladies du foie*. Paris, 1813, p. 125—Bouisson (*De la bile*, p. 187, en note) mentionne le fait suivant : « On me fait parvenir à l'instant le foie d'un nouveau-né qui a succombé à l'hôpital général de Montpellier. Trois calculs sont renfermés dans l'intérieur de la vésicule qui contient une bile noire et épaisse. Je remarque une oblitération commençante du canal cholédoque. Le sujet qui a présenté cette lésion avait un ictère poussé au plus haut degré; tous les tissus et les liquides ont une teinte jaune. »

congénitale des canaux excréteurs du foie. Voici les principaux documents relatifs à cette partie peu connue et intéressante de l'histoire des ictères.

Donop (*De ictero speciatim neonatorum dissertatio*. Berlin). Enfant vigoureux en apparence, ictérique dès le premier jour jusqu'à la fin ; amaigrissement, vomissements et selles sanglantes ; mort, au bout de huit semaines, dans le coma : tous les organes sains, sauf le canal cholédoque oblitéré.

Lhommeau (*Bull. de la Soc. anat.*, 1842). L'enfant vécut 3 mois ictérique ; il n'avait pas rendu de méconium; selles blanches comme du lait caillé. Canal cholédoque imperforé, engorgement biliaire du foie.

Romberg et Henoch (*Klinische Wahrnehmungen* 1852, p. 188). Ictère persistant pendant 4 mois ; amaigrissement, marasme ; vésicule biliaire rudimentaire, absence de conduits biliaires.

Wilks (*Pathol. Transact., vol. XIX, p.* 119). Il s'agit d'un enfant n'ayant pas rendu de méconium et ayant toujours eu des selles incolores ; il devint ictérique 15 jours après sa naissance (?) et le resta jusqu'à sa mort qui eut lieu un mois après ; à l'autopsie : foie vert-olive ; la vésicule du fiel est remplacée par du tissu fibreux traversé par un canal borgne ; l'orifice de Vater existe, mais il donne simplement accès au canal de Wirsung ; le canal cholédoque fait défaut. L'auteur conclut à la destruction, par sclérose fibreuse, des conduits de la bile.

Binz (*Virchow's Arch.* 1866, *Bd.* 35, *p.* 360). Deux cas concernant la sœur et le frère, nés à un an de distance. Ictère intense chez la première, léger chez le garçon, apparaissant dès la naissance, mort au 2e jour. Dans les deux cas, oblitération complète des canaux cholédoque et hépatique transformés en cordons fibreux ; périhépatite. Pas de syphilis chez les parents ; un enfant né auparavant vit.

Du même (*eod. loco*). Garçon à terme, ictère dès le 3e jour, devenant de plus en plus foncé. Selles argileuses, décolorées, fétides ; l'urine teint le linge en jaune. Fièvre, somnolence, plus tard convulsions, mort au 27e jour. Vésicule distendue par de la bile normale; oblitération complète de la partie moyenne du canal cholédoque et du canal hépatique.

Murchison (*op. cit.* obs., 121, p. 375). Petite fille agée de 2 mois, ictérique dès les premiers jours de sa naissance. A son entrée, l'ictère est franc, intense, les selles sont complétement blanches et fétides, bientôt après rouge-brique, visiblement colorées par le sang. Légères épistaxis, plus tard ecchymoses sous-cutanées et hématurie. Mort deux mois après son entrée. A l'autopsie « oblitération complète du canal cholédoque, remplacé par une faible quantité de tissu conjonctif ; vésicule petite, ratatinée, renfermant quelques gouttes de mucus incolore. Dilatation des canaux intra-hépatiques ; foie ictérique, quelques adhérences fibreuses à la face concave. »

Lotze (*Berl. klin. Wochenschr.* 1866, n° 30). Enfant ictérique depuis l'âge de 8 jours jusqu'à sa mort, à 8 mois ; à l'autopsie, foie vert, granuleux, scléreux adhérent à la séreuse. Canal cholédoque rétréci, mais perméable ; les deux conduits biliaires se terminent en cul de sac à leur entrée dans le foie ; pas de conduit cystique, vésicule adhérente au foie, contenant du mucus clair, acide, à l'examen histologique du foie, lésions de la cirrhose. L'auteur croit à un vice de formation, à la canalisation incomplète des canaux biliaires, pleins dans les premiers stades de la viee mbryonnaire.

Wickham Legg (*Trans. of. the path. Society*, vol. 27, p. 178). Enfant ictérique dès la naissance ; mort âgé de 5 mois ; à l'autopsie état du foie et des voies biliaires, sauf quelques variantes, presque identique à celui de l'observation précédente (1).

Quoi qu'il en soit de l'interprétation anatomique, ces faits nous paraissent instructifs, en ce qu'ils nous offrent des exemples de véritables ictères *permanents*, par occlusion des voies d'excrétion de la bile survenant chez les nouveau-nés. D'une manière générale, les symptômes ne diffèrent pas foncièrement de ce que l'on observe dans les mêmes circonstances chez l'adulte ; la persistance et la teinte foncée de la jaunisse, la décoloration et la fétidité des matières fécales, et, vers le déclin, l'agitation, la fièvre, le délire, la somnolence, les convulsions, les hémorrhagies par les muqueuses et par la peau, tout s'y trouve. Mais ce

(1) Tout récemment (*Brit. med. Journ.* 16 févr. 1878) Morgan a présenté à la Société pathologique de Londres un nouvel exemple d'obstruction congénitale du canal cholédoque. L'ictère apparut le 10e jour après la naissance; l'enfant mourut à l'âge de 9 semaines ayant présenté des convulsions et quelques hémorrhagies.

qu'il importe de mettre en relief, c'est dans plusieurs de ces cas, la durée relativement considérable de la survie (8 mois dans le cas de Lotze, et 5 mois dans celui de Wickham Legg), malgré la suppression absolue de l'arrivée de la bile dans l'intestin. Il faut donc, dans une certaine mesure, modifier la proposition de Frerichs, d'après lequel : « si la bile est exclue de l'intestin, les enfants nouveau-nés périssent bien plus vite que les adultes, au milieu d'hémorrhagies des vaisseaux ombilicaux. Burns, Gardien, Unterwood et Rosen affirment que l'ictère des nouveau-nés est suivi de mort, lorsque la rétention de la bile persiste plus de 3 à 4 jours. La rétention biliaire, qui n'est pas une cause d'infection pour l'adulte, suffirait-elle donc pour altérer l'organisme du nouveau-né ? C'est là une hypothèse dont Trousseau admet la réalité, en se fondant sur les expériences de Cl. Bernard, d'après lesquelles la rétention de la bile amènerait la mort chez les jeunes chiens, au bout de quelques jours ; tandis que, dans les mêmes circonstances, les chiens adultes pourraient ne pas succomber » (1).

Rétrécissements cicatriciels.— Les voies biliaires sont parfois le siége de rétrécissements, pouvant aller jusqu'à la stricture complète et comparables de tous points aux rétrécissements du canal de l'urèthre :

Le type de ces faits est l'observation suivante d'Andral (2) :

Homme de 50 ans, atteint d'ictère, vert-foncé, de 7 mois de durée ; ascite énorme depuis trois mois. Défaut habituel d'appétit, constipation opiniâtre, selles tout à fait décolorées; *à l'autopsie*, foie petit, « comme flétri, offrant la couleur de l'olive, » distension considérable des conduits intra-hépatiques et du canal hépatique jusqu'à sa jonction avec le canal cystique. » Ce dernier conduit, ainsi que

(1) Frerichs, *Traité des maladies du foie*, traduct. Dumenil et Pellagot 1877, chap IV, art. 2, p. 172.

(2) Andral, *Clinique médicale*, 4e édit. t. II, p. 536, obs. L.

le cholédoque dans toute son étendue, est transformé en un cordon ligamenteux dans lequel la dissection la plus exacte ne peut faire découvrir aucun reste de cavité »; la vésicule est moulée sur un calcul. Rate très-volumineuse.

Bristowe (1) a publié un cas où l'ictère persistant était dû à un rétrécissement d'apparence cicatricielle du conduit hépatique gauche avec stase biliaire et dilatation des conduits intra-hépatiques limitée au seul lobe gauche.

Le mode de production de ces coarctations est souvent difficile à déterminer : la plupart paraissent être des cicatrices résultant d'une ulcération calculeuse d'un point des voies biliaires. Dans l'observation XLIX d'Andral (tome II., p. 535) le traumatisme paraît être intervenu, le malade ayant, quelque temps avant de devenir jaune, fait une chute violente sur l'hypocondre droit.

Hoffmann (2), dans un mémoire récent où il discute l'étiologie des rétrécissements fibreux des voies biliaires, montre que leur origine n'est pas toujours calculeuse et, d'après deux observations qui lui appartiennent, il est enclin à y voir le résultat de la propagation, aux voies biliaires, d'un catarrhe gastro-intestinal.

Le *périhépatite*, quelle que soit son origine traumatique, syphilitique ou consécutive à une tumeur du voisinage de la bile, peut, en enserrant le canal cholédoque ou le canal hépatique, en déterminer le rétrécissement plus ou moins prononcé avec toutes ses conséquences. L'observation VIII (p. 152) du Traité de Frerichs et la figure qui l'accompagne en est un exemple très-instructif.

L'orifice du canal cholédoque peut être oblitéré par la cicatrice d'un *ulcère simple du duodénum*. Murchison en

(1) *Patholog. Trans.* 1868, T. IX, p. 22. — Voy. dans le même recueil, vol. II, p. 130, une observation de Holmes.

(2) *Virchow's Arch.* Bd. XXXIX, 1867, p. 195.

relate un exemple très-net. (*Clinical Lectures on diseases of the Liver*, 2e édit., p. 376.)

Observation. — Homme de 60 ans, habitudes alcooliques. 4 mois avant l'entrée, douleurs dans l'hypochondre droit, vomissements, fièvre; 15 jours après, la jaunisse débute avec de vives démangeaisons. L'ictère est intense ; grande faiblesse ; douleur sourde dans la région du foie dont les dimensions sont augmentées sur la ligne mamillaire; par une percussion plus attentive, on s'assure que cette augmentation de volume est bornée à la région de la vésicule ; dans la région axillaire et scapulaire la matité est au contraire diminuée. Pouls : 72. Inappétence, constipation, selles presque blanches. Urine couleur de *porter*. Il succomba au bout de 15 jours, ayant présenté quelques jours auparavant des selles noires par le mélange du sang et un délire tranquille.

A *l'autopsie*, foie petit, mou, vert olive à la section, distension énorme de la vésicule et des canaux biliaires intra et extrahépatiques ; ils sont remplis par un liquide floconneux, incolore. Pas de calculs. *L'orifice du canal cholédoque dans le duodénum est complétement oblitéré*. A ce niveau, épaississement considérable des tuniques intestinales qui forment une proéminence mamelonnée, de la grandeur d'une aveline ; la muqueuse qui la recouvre offre un aspect radié, froncé, comme d'une cicatrice. La tête du pancréas est absolument saine, le canal pancréatique est fortement dilaté, les ganglions de la région sont sains.

Ce fait, du reste, est loin d'être unique. M. Marot (ulcère chronique du duodénum, *Thèse* de Paris, 1865), et M. Teillais (ulcère chronique du duodénum, *Thèse* de Paris, 1869), ont rapporté des observations d'ulcère du duodénum accompagné d'ictère. Morgan, récemment, a communiqué un nouveau cas. (*Trans. of the path. Society of London*, 1876).

Cancer du pancréas. — Le cancer de la tête du pancréas ainsi que celui de la 2e portion du duodénum, par leurs rapports exacts avec le canal cholédoque en déterminent fréquemment le rétrécissement ou l'oblitération plus ou moins complète. La dyscholie et l'ictère chronique constituent un point important de la symptomatologie si obscure des affections du pancréas. Les observations types d'ictère permanent avec dilatation excessive des voies biliaires que donne Frerichs (p. 137 et suiv.) se rapportent précisément au cancer de la tête du pancréas. Sur 37 cas de cancer de la tête du pancréas relevés par Da Costa, l'ictère a existé 24 fois, les vomissements 22 fois, 15 fois l'ascite (par compression simultanée exercée par la tumeur sur la veine-porte).

On s'explique aisément pourquoi certains cancers, même volumineux, de la tête du pancréas ne s'accompagnent pas nécessairement de stase biliaire. O. Wyss a étudié les rapports qu'affecte normalement le canal cholédoque avec le pancréas; il s'est assuré que, en général (15 fois sur 22) le conduit ne fait que passer au devant de la glande pour gagner le duodénum; même dans les cas où il traverse la tête du pancréas, il n'existe guère que quelques acinis au devant de lui; il résulte de cette disposition que le conduit n'est pas totalement enserré par le néoplasme, et que tout peut se borner, à un simple refoulement; quand, au contraire, il est situé en pleine substance glandulaire, des lésions relativement minimes peuvent gêner le cours de la bile et déterminer l'ictère (1).

Il va de soi que les autres altérations de la tête du pancréas (sclérose simple, abcès, kystes, etc.) peuvent entraîner les mêmes conséquences que les lésions carcinomateuses : c'est une question de siége et non de nature.

Dans la plupart de ces cas on constate, outre la dyscholie, la rétention du suc pancréatique, la distension des canaux de la glande, parfois, pour compléter l'analogie avec ce qui se passe dans le foie, la réplétion de ces canalicules par

(1) O. Wyss (*Virchow's Arch.* 1866, Bd. XXXVI, p. 455).

du liquide purulent et l'existence de petits abcès extra-acineux (1).

La rétention biliaire, celle qui résulte, par exemple, d'un obstacle siégeant sur le canal cholédoque, détermine une dilatation générale des conduits et une augmentation de volume du foie, qui peut descendre, dans quelques cas, jusqu'à l'ombilic. La vésicule est distendue, parfois dans une proportion prodigieuse ; on l'a vue s'étendre jusque dans la fosse iliaque ou dans le petit bassin. J.-L. Petit rapporte une observation où on crut à une hydropisie ; la ponction donna issue à deux pintes de bile. Dans le cas de Benson, la même erreur fut commise, et la ponction amena deux litres de bile.

Le foie présente dans ces cas une coloration vert olive (foie ictérique de Cruveilhier) caractéristique. Cette teinte verte est surtout accusée à la partie centrale des lobules (Frerichs). Sur une coupe du foie, on constate un écoulement abondant de bile s'échappant de conduits largement dilatés. Parfois la réplétion est telle, que la rupture en est la conséquence ; cette rupture peut porter sur la vésicule, sur le canal cholédoque ou sur un conduit hépatique; elle s'accompagne généralement de péritonite mortelle ; d'autres fois elle s'effectue dans l'intérieur du foie, déterminant de véritables *apoplexies biliaires*.

Si la rétention est ancienne et absolue, le foie revient sur lui-même et s'atrophie ; le liquide qui distend les voies biliaires est tantôt de la bile épaissie ou un mélange de bile et de muco-pus, quelquefois même, quoique exception-

(1) On trouvera les travaux anciens relatifs aux affections du pancréas dans le curieux article de J. Frank, *Path. interne*, t. IV, p. 535. — Consulter pour les modernes. Ancelet, *Etude des maladies du pancréas*, Paris 1866.—Friedreich, *Die krankheiten des Pancréas,* in *Handbuch der Pathol.* de *Ziemssen*, Leipzig. Bd VIII, 2e. Hälfte, p. 201-280. — Charcot, *Leçons sur les maladies du foie et des reins*, Paris 1877. — H. Mollière, *Nouv. Dict. de Méd. et de Chirurgie prat.* 1878, art. *Pancréas*.

nellement, c'est un liquide clair, incolore, ne contenant ni acides biliaires, ni pigment. (Observ. VI de Frerichs.) (1).

Comme le font judicieusement remarquer MM. Barth et Besnier, ce sont là de véritables observations d'*acholie*, la bile ayant disparu aussi complétement de tout l'appareil qu'elle disparaît de la vésicule dans les cas où celle-ci est depuis longtemps séquestrée et isolée. Tout est ictérique chez ces sujets, la peau de la malade de Frerichs avait une teinte « bronzée », les tissus, l'urine, le foie lui-même, tout, sauf la sécrétion du foie ou le liquide qui en tenait lieu.

L'atrophie du foie que déterminent les stases biliaires prolongées est due surtout, ainsi que l'a constaté M. le professeur Charcot, à une hyperplasie conjonctive, à une cirrhose périlobulaire. Les lésions scléreuses ainsi développées rappellent complétement celles que l'on observe dans le foie à la suite de la ligature du canal cholédoque. M. Ducastel a publié récemment un exemple intéressant de ce fait (Arch. de méd. 1876). Tout ne se borne pas aux lésions scléreuses interstitielles; les cellules propres du foie peuvent subir une fonte et une obstruction granulo-graisseuse comparable à ce qui se passe dans l'atrophie jaune aiguë du foie (Williams, Budd, Frerichs, Virchow). Ainsi s'explique la nature des phénomènes terminaux qui emportent les malades.

La dilatation des conduits biliaires et la stagnation de la bile provoquent tôt ou tard des troubles secrétoires et

(1) D'après O. Wyss (*Virchow's Arch.* 1866, 3e Folge, 5 t. Band, p. 553), l'acholie dans ces cas n'est qu'apparente ; la bile continue à se former dans les lobules (témoin leur coloration verte), mais elle ne peut s'écouler dans les grands canaux biliaires, par suite de l'oblitération pigmentaire et de catarrhe (desquamatif) des canalicules interlobulaires. En un mot, la partie sécrétante du foie est séparée de la partie excrétante qui se remplit d'un liquide muqueux ne rappelant en rien la bile. Charcot, *lot. cit.* p. 169.)

inflammatoires des parois de ces conduits : les parois s'épaississent en même temps qu'elles se dilatent et des produits épithéliaux et muco-purulents se mélangent à la bile.

Angiocholite. — La phlegmasie des voies biliaires, sauf une première tentative due à Littré, a été étudiée pour la première fois d'une façon systématique par Monneret (*Pathol. interne*), qui la décrivit sous le nom de *cholécystite*, dénomination défectueuse, puisqu'il l'étendait à l'inflammation de tous les canaux vecteurs de la bile. Le mot *angeïocholéite*, plus correct, proposé par M. Luton (1), est entré dans la langue avec la modification euphonique d'*angiocholite* qu'y a apportée M. le professeur Jaccoud. Nous n'avons à nous occuper ici que de la variété d'angiocholite liée à la rétention biliaire, dont le type est l'angiocholite calculeuse.

Sur la coupe d'un pareil foie, on constate de petits abcès multiples disséminés dans son épaisseur et à sa surface, au milieu des conduits biliaires dilatés. Ces abcès ont un volume qui varie entre celui d'une tête d'épingle et celui d'une noix et au delà; habituellement ils ne dépassent pas le volume d'une lentille (abcès lenticulaires) ou d'un haricot. Leur nombre est tout aussi variable, et en raison inverse du volume. Cruveilhier a décrit et dessiné un foie calculeux qui renfermait « une quantité prodigieuse, un million peut-être de tubercules blanchâtres d'inégal volume, dont chacun était un petit foyer purulent enkysté... l'aspect de cette multitude de foyers, l'épaisseur de leur paroi m'ont fait soupçonner qu'ils pourraient bien être développés dans les radicules biliaires » (2). On voit que Cruveilhier ne se méprenait pas sur la nature de ces abcès.

(1) Luton, *Nouv. Dict. de Méd. et de Chir.*, t. V, p. 44.

(2) Cruveilhier, *Anat. pathol.*, in-folio, XIIe livr., p. 5.

Le liquide renfermé dans ces collections est tantôt un mucus louche coloré par la matière biliaire, et mêlé de sable fin et de gravier biliaire; d'autres fois le contenu est jaunâtre, jaune ocre, ou d'une teinte rouillée ; dans certains cas, blanc sale ou crémeux comme le pus phlegmoneux. C'est toujours un mélange plus ou moins intime de muco-pus et de bile. « Le liquide qu'ils renferment présente toujours, avec des cellules plasmatiques, et du pigment biliaire plus ou moins sablonneux, des cellules cylindriques en quantité variable, généralement assez considérable. » Ce sont précisément ces cellules cylindriques libres au milieu du liquide des abcès qui leur donnent leur caractéristique. Dans les abcès purulents proprement dits, on peut bien trouver des cellules hépatiques plus ou moins atrophiées, granuleuses, mais il n'y a pas de ces cellules cylindriques. Un autre caractère anatomique de ces abcès, c'est qu'ils communiquent avec les canaux biliaires (1).

Dans certains cas, les canalicules biliaires dilatés se rompent, leur contenu s'épanche dans la substance hépatique et donne naissance à des collections parfois volumineuses, formées d'un mélange de bile et de leucocytes, sans cellules éphithéliales cylindriques. (Joffroy, *Gaz. méd.* Paris 1870, p. 62) (2).

Il ne faut pas perdre de vue que si ces altérations diverses s'observent surtout dans la dyscholie calculeuse, elles peuvent se produire dans tous les cas de rétention biliaire, quelle qu'en soit la cause. Comme le fait remarquer M. Charcot on les rencontre même en dehors de ces conditions quand il n'existe plus d'obstacle apparent au cours de la bile. Il est probable que dans ce cas, on a affaire aux

(1) Cornil et Ranvier, *Manuel d'histologie pathol.* 3e partie, p. 904.

(2) *Voy.* pour plus de détails : Pentray, *Considérations sur certains abcès de foie*, th. de Paris 1869. — Magnin *De quelques accidents de la lithiase biliaire*, thèse de Paris 1869. — Charcot, *leçons citées*, p. 170.

conséquences de calculs expulsés mais ayant laissé après eux des vestiges indélébiles de leur présence.

Il est possible cependant qu'il existe un catarrhe chronique des gros et moyens canaux biliaires développé spontanément ou sous l'influence de la propagation d'un catarrhe chronique gastro-duodénal.

Il se passerait là, mais d'après le mode chronique, ce qui a été démontré anatomiquement pour certaines formes *d'ictère* simple par Budd, par Virchow, et récemment par M. Vulpian (1), une turgescence de la muqueuse avec sécrétion tenace gênant ou suspendant le cours de la bile. Frérichs et Niemeyer admettent un *catarrhe chronique* des voies biliaires, en même temps que le catarrhe gastro-duodénal. « La maladie, dit Niemeyer, dure pendant des semaines et des mois, l'ictère atteint un degré très-élevé, les malades maigrissent beaucoup, le foie augmente considérablement de volume. Cependant dans ces cas encore la maladie se termine presque toujours par la guérison, surtout si elle est combattue par un traitement convenable ». MM. Barth et Besnier ont bien raison de faire les réserves les plus sérieuses relativement à ces vues séduisantes, mais ne reposant sur aucune constatation directe.

Nous avons insisté sur ces faits indispensables pour l'appréciation exacte du mécanisme des ictères persistants. L'angiocholite desquamative et suppurative, conséquence habituelle des rétentions biliaires, joue le rôle à la fois

(1) « J'ai eu deux fois l'occasion d'observer des cas d'ictère par duodénite, chez deux phthisiques qui, quelques jours avant leur mort, avaient présenté un ictère bien caractérisé. A l'autopsie, nous avons trouvé une duodénite des plus nettes, avec congestion considérable du duodénum et épaississement très-marqué de la muqueuse du canal cholédoque près de son embouchure. Il y avait dans l'extrémité intestinale de ce canal une petite quantité de mucus opaque, épais, d'aspect purulent. » (*Ecole de médecine* 1875, p. 131). — *Voy.* aussi Kuehff, *De la duodénite considérée comme cause d'ictère* (thèse de Paris 1874).

d'effet et de cause; elle intervient à son tour pour maintenir ou pour aggraver la stase et la résorption biliaire, même quand la cause première des accidents, calcul ou autre, a été écartée. En outre, c'est à elle surtout que se rattache un symptôme très-remarquable et fréquent dans le cours des ictères permanents, quoiqu'il puisse se développer en l'absence de tout état ictérique : c'est la fièvre intermittente hépatique.

Kystes hydatiques. La jaunisse est exceptionnelle et, comme dit Murchison, entièrement accidentelle dans les kystes hydatiques du foie, ce qui tient au siége habituel de ces tumeurs qui se développent surtout dans l'intérieur ou vers la surface convexe de l'organe, et à l'absence de communication avec les voies biliaires. Quand l'ictère se produit, il résulte le plus souvent de la compression d'un gros conduit biliaire intra-hépatique ou des canaux de bile; dans ce dernier cas, habituellement la veine-porte, à cause de sa proximité, participe à la compression et il existe en même temps de l'ascite. Un mécanisme plus rare et plus intéressant consiste dans l'obstruction du canal hépatique ou du canal cholédoque par des vésicules échappées d'un kyste ouvert.

Dans un certain nombre de cas, l'ouverture du kyste dans les voies biliaires, est un des modes de guérison de l'affection; les vésicules s'éliminent par l'intestin, et la bile, en pénétrant dans la poche, tue les échinocoques demeurés adhérents, et provoque l'inflammation et le retrait de la tumeur. Le nombre des cas où des membranes ou des vésicules d'hydatides ont été trouvées dans les selles est assez grand (1), mais il est certain que la voie qu'elles ont suivie dans ce cas, n'est pas la voie naturelle, et que

(1) A. Letourneur, *Terminaison des kystes hydatiques du foie dans le tube dégestif*, thèse de Paris 1873.

l'évacuation s'est effectuée par une communication anormale, une fistule établie entre le kyste et un point quelconque du tube digestif (1).

Mais cela est l'exception et le plus souvent on voit apparaître tous les signes de l'angiocholite par rétention biliaire : ictère intense, fièvre, frissons rémittents ou intermittents, parfois symptômes hémorrhagiques et typhoïdes. Aran (*Union médicale*, 1851) a publié une observation de poche hydatique logée dans le canal cholédoque et ayant oblitéré les voies biliaires. Trousseau (*Clin. méd.*, 5e édit., t. III, p. 238) rapporte qu'il mourut dans le service de M. Lasègue, à Saint-Antoine, un malade affecté d'un ictère des plus foncés, et à l'autopsie duquel on trouva des hydatides obstruant les conduits excréteurs de la bile. Dans la même leçon clinique se trouve une observation recueillie par M. Peter, et qui est un type pour l'étude des péripéties du mode de terminaison des kystes hydatiques. On trouve dans le traité de M. Davaine et dans la thèse remarquable de M. Cadet de Gassicourt, la relation de faits analogues. La violence et l'acuité des accidents, la fièvre constante, tous les symptômes d'une suppuration hépatique, ne permettent point de faire rentrer ces cas, au moins pour la plupart, dans l'histoire de l'ictère chronique.

Kystes hydatiques alvéolaires. Dans cette variété rare d'affection parasitaire, l'ictère est la règle, ce qui s'explique aisément par suite des rapports étroits que les kystes

(1) Le passage par les voies biliaires peut cependant être soupçonné quand le malade a présenté des accès de colique hépatique, précédant l'évacuation des débris d'hydatides par les selles. Dans un cas récent de Bahrdt (*Arch. der Heilk.* 1872), la vérification a pu être faite anatomiquement. Une femme qui avait antérieurement rendu des hydatides par les selles et qui guérit, mourut de péritonite, trois ans et demi après, dans le service de Wunderlich. On put s'assurer, par la disposition anatomique minutieuse du foie et des intestins, que les hydatides n'ont pu être éliminées que par les voies biliaires,

affectent dans ce cas avec les voies biliaires. C'est un ictère permanent, intense, avec tuméfaction du foie (principalement le lobe droit) et de la rate, souvent de l'ascite, et absence totale de fièvre ; cependant l'ictère fait défaut dans un certain nombre de cas. Telles sont les observations de M. Feréol, d'Ott, de Kappeler, que cite M. Jacoud. « Comment expliquer une semblable variation dans la production d'un symptôme d'origine mécanique, alors que les kystes paraissent à tous égards similaires ? je pense qu'il faut chercher la raison de ces différences dans le siége originel des parasites, lequel est loin d'être le même dans tous les cas ; Virchow le place dans les lymphatiques, Friedreich dans les canaux biliaires, Heschl dans les acini, Leuckart dans les vaisseaux sanguins ; il y a là un premier motif pour l'inconstance de l'ictère ; après quoi il faut encore prendre en considération les rapports également variables de la tumeur avec les grandes voies de la bile. » (1)

Le cancer primitif des voies biliaires, signalé pour la première fois par M. Durand-Fardel (*Recherches anatomo-pathol. sur la vésicule et les canaux biliaires. Arch. gén. de médecine*, 1840, t. VIII et X), porte sur la vésicule, sur le canal cholédoque ou hépatique, d'où il peut se propager au tissu du foie. Comme le font remarquer MM. Cornil et Ranvier, ce n'est pas une affection absolument rare, car chaque année on en présente plusieurs faits à la Société anatomique. Il s'observe habituellement chez les vieillards, il entraîne l'ictère chronique et tous les accidents de la rétention biliaire. Dans une étude récente, on a réuni 24 observations (2). Un fait intéressant, c'est que dans la plupart des cas (14 fois sur 15, Bertrand)

(1) *Clinique méd. de Lariboisière*, 1873, p. 576.

(2) *Du cancer primitif des voies biliaires* (*Mouvement médical*, 1870).

la vésicule contenait un ou plusieurs calculs. Est-ce le calcul qui, jouant le rôle d'épine, ferait appel en quelque sorte à la localisation carcinomateuse? Telle est notamment l'opinion de Hilton Fagge (*Guy's Hosp. Rep.* 1875) pour lequel la mort, dans la lithiase biliaire, aurait lieu le plus fréquemment par la production d'un cancer. H. Fagge fait remarquer que pendant une période de 21 ans il a constaté 12 fois le cancer des voies biliaires chez des individus atteints d'ictère permanent. Il insiste sur cette coïncidence et pour lui le cancer est consécutif. Il est probable que la lithiase n'est que la conséquence de la stase éprouvée par la bile par suite de l'obstacle apporté à son déversement ; cependant il importe de noter que dans aucune autre altération des voies biliaires la coïncidence avec la lithiase n'est aussi fréquente.

Le *cancer du foie*, comme toutes les tumeurs du reste, peut entraîner un ictère persistant.

Anévrysmes. Stokes cite un cas observé par le Dr Hutton où l'ictère se produisit dans le cours d'un anévrysme énorme de l'aorte abdominale, la tumeur s'étendant du bord inférieur de l'omoplate à la crête de l'os iliaque (1). Il rapporte en outre un cas qui lui est personnel, où le malade présentait une simple augmentation du volume du foie débordant les fausses côtes et un *ictère persistant.* Il n'existait aucune pulsation. Une rupture subite du sac dans la cavité péritonéale occasionna la mort. A l'autopsie on trouva un anévrysme de l'artère hépatique. Le foie était moins volumineux que de coutume ; la vésicule du fiel et les canaux hépatiques étaient distendus par la bile à un point extrême. Stokes mentionne ce fait intéressant, que la tumeur hépatique (due à l'abais-

(1) *Traité des maladies du cœur et de l'aorte* (Trad. par Sénac p. 648).

sement du foie) *diminua* subitement au moment de l'ouverture du sac. (1)

Wallmann (cité par Frerichs, p. 709) a publié un cas d'anévrysme de l'artère hépatique comprimant le canal hépatique et déterminant un ictère par rétention *sans ascite.* La malade, plusieurs fois par jour, éprouvait des paroxysmes douloureux pendant lesquels elle se démenait comme une furieuse ; on crut devoir diagnostiquer des calculs biliaires.

Dans le cas de Lebert, l'ictère fut peu intense et passager ; on constata des hématémèses répétées et très-abondantes de sang rutilant qui entraînèrent la mort par épuisement ; à l'autopsie : anévrysme de l'artère hépatique ouvert dans la vésicule du fiel (2).

L'anévrysme de l'artère mésentérique supérieure peut aussi donner lieu à l'ictère chronique.

James Arthur Wilson, *Mémoire sur deux cas d'anévrysme de l'artère mésentérique supérieure, dont l'un était accompagné de jaunisse par compression* (*Medico-chirurg. Transact.*, vol. XXIV, 1841). Anne P..., âgée de 24 ans, admise à l'hôpital Saint-Georges le 24 février 1841. Malade depuis 4 mois, très-épuisée, les signes habituels de l'ictère très-prononcés. Douleur que rien ne pouvait soulager, principalement entre les épaules et au niveau des 6e et 8e vertèbres dorsales. Elle souffrait aussi parfois à l'épigastre, et dans l'hypocondre droit. Mais l'examen de ces régions ne donnait aucune indication sur la nature de la maladie. Grande dépression intellectuelle, appétit perdu, aucune force musculaire. La peau se colora de plus en plus jusqu'à la mort. La salive tachait les linges en jaune, et le flux menstruel qui eut lieu deux fois pendant les 7 semaines que la malade resta à l'hôpital *était très-nettement teint en jaune.*

Elle mourut le 12 avril, dans un état d'épuisement extrême, et affaiblie encore par de la salivation mercurielle.

Dans la région duodénale, grosse tumeur qui s'étend depuis la

(1) Stokes (*loc. cit.*), p. 653.

(2) Lebert, *Traité d'Anatomie patholog.* Paris, 1861, t. II, p. 322, et pl. CXXVII, fig. 1-3.

partie postérieure de la tête du pancréas, en haut, dans la direction du canal cholédoque, et qui occupe la plus grande partie du petit épiploon.

La surface de la tumeur est lisse, ferme, et est reconnue comme le sac d'un anévrysme de l'artère mésentérique supérieure ; anévrysme qui commence à un pouce de l'origine de l'artère et s'étend dans les directions que nous avons indiquées.

Le canal cholédoque est en contact intime, avec les parois du sac qui le comprime dans toute son étendue. Il est cependant perméable. Le foie présente une couleur sombre livide; son tissu est sain. Dilatation des canaux biliaires intra-hépatiques.

La vésicule biliaire contient plusieurs calculs.

Congestion du foie. Cette dénomination vague s'applique à tous les états pathologiques du foie qu'anciennement on désignait du nom d'*engorgements*. Outre les congestions secondaires, liées aux affections du cœur et du poumon, il en est de primitives, d'actives en un mot. Les premières, qui sont des stases proprement dites, s'accompagnent de l'augmentation de pression dans les veines sus-hépatiques; c'est le foie cardiaque ou foie muscade. Dans ce cas, la portion centrale du lobule est surtout comprimée et atrophiée; la portion périphérique, celle qui est directement en rapport avec les canaux biliaires périlobulaires, est relativement moins compromise. Aussi, dans ces cas, ce que l'on constate c'est moins une vraie jaunisse que ces suffusions ictériques si fréquentes chez les cardiaques et les emphysémateux.

Cet état du foie est une des causes les plus fréquentes de l'*hémaphéisme*, il n'est pas rare de voir l'apparition de cet ictère accompagner les accès d'asystolie. (Gubler.)

Les congestions actives s'effectuent probablement dans la sphère de distribution de la veine-porte; ces congestions presque physiologiques à la suite des repas, s'observent surtout chez les gros mangeurs, les alcooliques et les goutteux, par la réplétion soudaine et excessive de la veine-porte. Il n'est pas douteux du reste qu'une irritation exercée sur l'intestin grêle ou le gros intestin ne produise des effets analogues; chez les saturnins, comme l'a montré M. le professeur Potain, une simple purgation fait augmenter le foie dans des proportions notables.

La chaleur (en dehors de l'influence du poison dysentérique ou de la malaria), est une cause indiscutable de congestion hépatique. « De là, comme le fait remarquer M. Cornil, ces maladies, à forme bilieuse, décrites par Dutroulau, maladies dans lesquelles la sécrétion biliaire est telle que les malades rendent par les vomissements et par les selles de 1 à 2 litres de bile dans la journée, en même temps que la matière colorante biliaire infiltre les tissus (1). » Il s'agit là d'une véritable hypersécrétion de bile, avec vomissements et selles bilieuses, s'accompagnant d'augmentation de volume du foie. Ces états que l'on observe d'une façon passagère et aiguë dans nos climats, marchent souvent dans les pays chauds vers la chronicité.

L'examen des urines, dans ces formes actives de la congestion hépatique, fournit des renseignements utiles. Une particularité fréquente dans ces cas de congestion est la suivante : à la période aiguë de l'affection, on a constaté de l'ictère vrai et des urines bilieuses ; quelques jours après, l'ictère a disparu, mais les urines en apparence n'ont pas changé; elles sont toujours très-brunes et tachent fortement le linge. Pourtant l'acide nitrique n'y révèle plus aucune trace de pigment biliaire. Cet état de choses correspond à ce que les Anglais appellent *la torpeur du foie*, période intermédiaire entre l'état de maladie et le retour des fonctions de l'organe, pendant laquelle la sécrétion de la bile se fait encore d'une façon insuffisante et qui se

(1) Cornil et Ranvier, *Manuel d'histologie pathologique* 1876, p. 881.

traduit par la persistance de l'inappétence et la lenteur de la digestion. (Gubler.) (1)

Si nous insistons sur ces formes anatomiques indécises et en partie théoriques, c'est qu'elles comprennent, provisoirement au moins et pour les besoins de l'interprétation, un groupe énorme d'affections du foie, tout un chapitre qui, comme le fait observer Durand Fardel (2), ne se rencontre guère dans les traités de pathologie, dont les divisions sont surtout anatomiques.

Cirrhoses. Quelles sont les conditions anatomiques en vertu desquelles, dans tel cas de ces scléroses, il existe de l'ictère, tandis que dans tel autre il fait défaut ?

Depuis Laënnec, on comprit sous le nom de cirrhoses toutes les lésions hépatiques caractérisées essentiellement par l'hyperplasie du tissu conjonctif, quels que fussent d'ailleurs l'origine, le siége exact et l'évolution de l'altération ; en réalité, on accumulait ainsi dans un même groupe des lésions entièrement distinctes.

Le départ de ces variétés est loin d'être fait complétement; cependant des lignes de démarcation ont été tracées, et c'est précisément la présence ou l'absence de l'ictère qui est un des principaux éléments cliniques qui justifient cette dichotomie. C'est, en effet, à propos de l'affection désignée aujourd'hui sous le nom de *cirrhose hypertrophique avec ictère chronique* (Hanot) que le procès a été vidé.

Voici ce que Laënnec entendait par *cirrhose* :

« C'est là une espèce de production qu'on appelle squirrhe; je la désignerai sous le nom de cirrhose à cause

(1) D'après Rendu, art. FOIE, *Dictionn. encyclop.*, p. 18.

(2) *Traité pratique des maladies chroniques*, 1868, t. II, p. 167.

de sa couleur. Son développement dans le foie est une des causes les plus communes de l'ascite. Le foie est toujours atrophié quand il contient des cirrhoses.... A mesure que les cirrhoses se développent, le tissu du foie est absorbé et finit souvent, comme chez ce sujet, par disparaître entièrement, et, *dans tous les cas,* un foie qui contient des cirrhoses perd de son volume au lieu de s'accroître indéfiniment. »

Dès lors, l'atrophie du foie devint un des éléments essentiels. Les auteurs qui suivirent relevèrent bien l'erreur de Laënnec, mais lui en substituèrent d'autres. Aussi bien, l'anatomie normale du foie n'était pas encore connue: on considérait cet organe comme constitué par deux substances, une blanche et une rouge, sur la nature intime desquelles on n'avait que les plus vagues idées. Et la cirrhose devint le dernier terme de modifications subies alternativement par ces deux substances selon un ordre plus ou moins arbitrairement imaginé. Cependant il y avait progrès, et c'était beaucoup que de ne plus envisager la cirrhose comme une néoplasie.

Kiernan, dans son mémoire fondamental (1), allait faciliter singulièrement la solution du problème : Kiernan y décrivait, avec une exactitude presque parfaite, la structure normale du foie, et, dès 1836, il montrait que l'apparence granuleuse du foie cirrhosé est due à ce que les lobules hépatiques sont enserrés dans une gangue conjonctive hypertrophiée. Bientôt les travaux de Carswell, de Hallman, de Wilson, de Copland, démontrèrent que la lésion essentielle de la cirrhose consiste dans un développement exagéré du tissu conjonctif interlobulaire.

Enfin, en 1853, dans sa thèse d'agrégation, M. le professeur Gubler complétait la théorie nouvelle: la cirrhose est

(1) *Philosoph. Transactions*, 1833.

une hépatite interstitielle chronique avec rétraction du tissu inflammatoire (1). Ce tissu englobe les *acini* et les transforme en autant de grains séparés dont il forme l'enveloppe. D'ailleurs cette rétraction ne pouvait pas ne pas se produire, puisque l'hyperplasie conjonctive, origine de la cirrhose, est absolument identique au tissu de cicatrice. Puis, cette rétraction s'exerçant sur les terminaisons de la veine-porte, plus tard sur le lobule lui-même, expliquait merveilleusement toute la symptomatologie de l'affection, l'absence d'ictère aussi bien que l'ascite. C'était donc là un chapitre achevé ou à peu près.

Toutefois, plus récemment, la lésion a été déterminée avec plus d'exactitude encore.

M. Cornil a étudié avec grand soin les modifications que subissent les ramuscules de la veine-porte et de l'artère hépatique, pendant l'évolution du processus. Il est arrivé à des résultats nouveaux et fort intéressants.

« Dans les faits de cirrhose récente à tissu embryonnaire, les bronches interlobulaires de la veine-porte sont entourées de cellules rondes que, par analogie avec ce qui se passe dans l'inflammation du péritoine de la grenouille, on pouvait supposer en être sorties. La paroi des veines présente elle-même des cellules rondes assez abondantes, infiltrées dans la membrane externe. Dans l'îlot, le tissu conjonctif qui accompagne les capillaires est parcouru par les mêmes éléments. Les capillaires et les petits vaisseaux y subissent la même altération que dans l'inflammation....

Les branches de la veine-porte extra-lobulaires et intralobulaires et les petits vaisseaux des artères hépatiques, siégeant au milieu de la cirrhose récente ou à tissu embryonnaire, peuvent se laisser considérablement dilater, au point de faire ressembler de grandes masses du foie à des

(1) Gubler, *Théorie la plus rationelle de la cirrhose*.

tumeurs érectiles. Il ne me paraît point douteux que la qualité du tissu embryonnaire nouveau, sa mollesse, n'ait favorisé ces dilatations. Les branches de la veine-porte et de l'artère hépatique étant, en effet, perméables au sang, tandis que la circulation est gênée dans les capillaires de l'îlot, la pression du sang doit dilater les plus petits vaisseaux qui sont restés perméables, surtout lorsqu'ils siégent dans un tissu mou comme le tissu embryonnaire. C'est dans de pareilles conditions et au milieu d'un tissu analogue que se développent les angiomes caverneux du foie.

Plus tard, lorsque le tissu cirrhotique est devenu dense et résistant, il n'en est pas moins parcouru par des vaisseaux sanguins très-nombreux, à diamètre assez large, à parois formés uniquement par le tissu conjonctif voisin. Ce sont des canaux qui sont creusés dans un tissu conjonctif induré et dont les parois, modifiées d'abord par l'inflammation, se sont confondues avec le tissu voisin et font corps avec lui. Il n'y a plus là, dans la paroi des branches interlobulaires de la veine-porte, d'éléments contractiles et élastiques propres à faire progresser le sang dans les capillaires des lobules ; il n'y a pas non plus de zone cellulaire molle autour du vaisseau permettant sa dilatation et sa contraction alternative ; sa tunique externe fait défaut comme sa tunique moyenne, il ne lui reste plus qu'une couche de cellules endothéliales tapissant un canal qui n'est ni contractile ni élastique.

On comprend facilement combien sont insuffisantes de pareilles conditions de circulation du sang dans la veine-porte... Les causes de la gêne circulatoire qui produit l'ascite sont : 1° les modifications de structure précédentes de la paroi des branches de la veine-porte, comprises dans le tissu cirrhosé ; 2° l'oblitération d'un certain nombre de capillaires de l'îlot par l'extension de la cirrhose au tissu cellulo-vasculaire des lobules ; 3° dans certains cas, l'oblitération des gros rameaux interlobulaires. On a de plus noté, dans quelques cas de cirrhose, des thromboses plus ou moins étendues de la veine-porte. D'après Rindfleisch, l'artère hépatique, dont le sang possède une pression évidemment plus forte que celle du sang de la veine-porte, remplacerait cette dernière dans tous les points du tissu scléreux où elle serait oblitérée, en sorte que le système des canaux sanguins du tissu cirrhosé serait surtout alimenté par le sang artériel. C'est à l'aide du sang artériel que se ferait l'élaboration de la bile. Cette proposition me paraît trop absolue, si je tiens compte de plusieurs injections que j'ai faites par la veine-porte. » (1) (Cornil.)

L'expérimentation, à son tour, a mis en relief la production d'une lésion de la gangue conjonctive de tout le foie, consécutivement à une lésion des vaisseaux-portes produite en dehors du foie, dans les ligatures pratiquées sur la veine-porte par Solowieff. Dans les cas où, l'occlusion ayant été produite par une ligature peu serrée, l'animal a pu survivre un ou plusieurs mois à l'opération, le foie est volumineux, plus dense, et crie sous le scalpel. On trouve des thrombus dans les ramifications des veines-portes intra-hépatiques; de jeunes cellules se voient dans l'épaisseur des parois des veines, dans leur voisinage immédiat, et, à une période avancée, on observe sur ces mêmes points du tissu fibrillaire. « Cet ensemble de caractères ne compose certainement pas une exacte reproduction expérimentale de la cirrhose granulée, mais on ne peut s'empêcher d'y reconnaître certaines analogies entre ces deux ordres de faits. » (Charcot.)

(1) Il faut du reste rappeler que l'influence de la phlébite-porte et de la périphlébite dans le développement de la cirrhose vulgaire avait été entrevue par Budd qui admettait déjà que la cirrhose est la conséquence d'une inflammation adhésive du tissu aréolaire au voisinage des petites branches de la veine-port

Le développement *systématique* de la sclérose autour des ramuscules de la veine-porte doit nécessairement occuper une place prédominante dans la définition anatomopathologique de la cirrhose, et c'est à MM. Charcot et Gombault qu'on doit la formule qu'il convient d'appliquer à la cirrhose atrophique, envisagée à ce point de vue.

Ils ont montré que l'hyperplasie conjonctive, mise en activité par une lésion du système-porte, forme des anneaux (cirrhose annulaire), qui, dans l'origine, circonscrivent à la fois un nombre plus ou moins considérable de lobules (cirrhose multilobulaire). Ce tissu conjonctif a une tendance constante à la rétraction, mais il n'en détermine pas la dissociation ; la cirrhose est ici essentiellement périlobulaire.

Ainsi la cirrhose granuleuse, atrophique, la cirrhose de Laënnec est une *cirrhose veineuse*, *annulaire*, *multilobulaire, périlobulaire*. Il existe aujourd'hui un autre groupe de cirrhoses qu'on appelle *cirrhoses biliaires* par opposition aux *cirrhoses veineuses*. C'est à propos de la cirrhose hypertrophique que ce groupe s'est constitué.

Pendant longtemps le mot de cirrhose hypertrophique n'indiqua rien de bien net, de bien déterminé. Tout d'abord, ainsi que je l'ai déjà fait remarquer au commencement de cet article, cirrhose fut synonyme d'atrophie hépatique.

Plus tard, guidés par la théorie plutôt que par les faits, les auteurs admirent que la période atrophique était précédée, pendant un temps variable, d'une hypertrophie plus ou moins considérable. Mais nulle donnée précise sur cette hypertrophie préalable.

Requin publia deux observations de cirrhose où le foie resta notablement hypertrophié jusqu'à la mort du malade. Pour lui : « la cirrhose est due à l'hypertrophie de la trame vasculo-cellulaire d'un plus ou moins grand nombre de granulations hépatiques. Ces granulations s'hypertrophient, non pas toutes en même temps, mais successivement, et elles atrophient, par compression, les granulations restées saines. De là, en règle ordinaire, le rétrécissement et l'atrophie de la masse généнérale du foie. Mais, dans certains cas, il peut se faire, on le conçoit sans peine, que le nombre des granulations qui s'hypertrophient soit tout de suite assez considérable pour constituer une hypertrophie générale du viscère. » L'explication de Requin est aujourd'hui absolument inacceptable ; mais le fait est exact ; il méritait de rester dans la science et il y resta. Dès lors, il fut admis, que la cirrhose de Laennec peut présenter deux variétés distinctes : la cirrhose atrophique et la cirrhose hypertrophique. Cette distinction fut confirmée par M. le professeur Gubler, et devint classique.

Toutefois, dès 1852, Monneret protestait contre la variété hypertrophique de la cirrhose granuleuse. « La pathologie du foie, déjà très-difficile et ténébreuse par elle-même, a été encore obscurcie par certaines dénominations que l'on a imposées à des maladies de la glande hépatique, sans prendre soin de limiter nettement la lésion que l'on prétendait limiter de la sorte. Telle est précisément l'expression de cirrhose qui, après avoir servi primitivement à déterminer une affection identique à elle-même, s'applique maintenant à plusieurs maladies du foie.... Si on parle d'hypertrophie hépatique dans la cirrhose, c'est qu'on a réuni sous ce titre des cas de congestion active ou d'autres lésions dont je n'ai pas à m'occuper dans ce travail. »

En 1867, dans une leçon clinique d'une singulière clairvoyance, M. le professeur Jaccoud s'exprime ainsi : « L'idée d'atrophie liée au mot cirrhose depuis Laënnec est erronée ; l'atrophie est possible, elle *n'est pas nécessaire*... il faut donc, ou bien étendre de beaucoup le sens du mot cirrhose et y voir tout simplement une expression abréviative qui désigne la prolifération et l'induration conjonctive, sans impliquer ni atrophie ni granulation, ou bien le laisser tomber en désuétude. » (1)

En 1871 parut le travail du Dr Paul Ollivier. Ce médecin, après avoir discuté les diverses observations de cirrhose hypertrophique publiées par Requin, Charcot, Jaccoud, Genouville, Millard, Cruveilhier, Lacaze et une observation personnelle, déclara qu'il y avait là autre chose qu'une cirrhose ordinaire terminée à sa première période. Une des conclusions de ce mémoire est rédigée en ces termes : « A côté de la forme commune atrophique de la cirrhose, il est une autre forme plus rare qui s'accompagne d'augmentation de volume de l'organe. C'est la cirrhose hypertrophique. Je crois avoir démontré, dans le cours de ce travail, que la cirrhose hypertrophique est bien une forme à part et non pas une des périodes de la cirrhose, une cirrhose qui n'aurait pas le temps d'arriver à l'état parfait. »

En 1874 et 1875, à l'hôpital Cochin, MM. Hanot et Bucquoy eurent l'occasion d'observer quatre malades atteints depuis plusieurs années d'hypertrophie hépatique avec ictère. Trois de ces malades succombèrent, et, à l'autopsie, le foie fut trouvé à la fois hypertrophié et cirrhosé. L'examen microscopique démontra que cette cirrhose hypertrophique se caractérisait par un développement considérable du réseau des canalicules biliaires ; il y avait, en même temps, sur la presque totalité de ce réseau, angiocholite catharrhale et périangiocholite.

Déjà en 1842, Rokitansky, dans le tome III de son *Anatomie pathologique* avait écrit : « La cirrhose, proprement dite, dérive du foie granuleux de la première espèce et consiste en granulations formées par les vaisseaux biliaires à

(1) Jaccoud, *Clinique médicale de la Charité*, 3e édit., p. 317.

parois épaissies et dilatées. Les autres foies granuleux ne sont que des cirrhoses imparfaites. »

Cette affirmation, formulée sans autre commentaire, passa complétement inaperçue.

Waldeyer cependant (*Arch. für patholog. Anat.*, 1868), Klebs (*Handbuch der pathol. Anat.*, Berlin 1869). Cornil (*Arch. de physiologie* 1874) avaient trouvé une lésion analogue dans les cas d'atrophie jaune aiguë du foie. En 1874, M. Cornil (*Archives de physiologie*) décrivait certaines modifications subies par les canalicules biliaires dans la cirrhose hépatique.

On put aisément se convaincre, à la première lecture des observations de M. Cornil, que la symptomatologie était la même qu'avaient présentée les malades de M. Bucquoy, et qu'il s'agissait dans tous ces cas d'une tout autre affection que la cirrhose vulgaire.

En juin 1875, M. Hayem présentait à la Société anatomique la relation très-remarquable d'un cas semblable avec une étude d'anatomie pathologique qui reproduisait les particularités déjà signalées par M. Cornil et par M. Hanot. Il parut légitime à M. Hanot de grouper ces faits, d'en constituer une forme de cirrhose hypertrophique n'ayant d'ailleurs aucune connexion avec la cirrhose vulgaire. C'était un nouvel apport à la division commencée par Monneret, Jaccoud, P. Ollivier, Hayem et déjà entrevue par Cruveilhier :

« Mais quelle est la cause de l'atrophie du foie (dans la cirrhose)? Cette atrophie constituerait-elle la dernière période d'une lésion dont la première serait une hypertrophie, ainsi qu'on l'admet généralement pour la maladie de Bright? Y aurait-il dans la cirrhose du foie, comme dans la cirrhose du rein, une première période dans laquelle le foie volumineux ne présenterait ni bosselures ni corrugations et dans laquelle le tissu fibreux de ces organes ne serait point développé? Cette manière de voir a été exposée avec beaucoup de talent par Becquerel. J'ai vu sur nature les altérations qu'il a décrites comme représentant les trois périodes de la même maladie; mais jusqu'à présent au moins, il ne m'est point démontré que les trois ordres de faits appartiennent à la même lésion. La cirrhose du foie est essentiellement l'atrophie granuleuse; ses degrés ne sont autre chose que les degrés de l'atrophie. »

M. Hanot désigna cette forme de cirrhose hypertrophique du nom de *cirrhose hypertrophique avec ictère*, et cette désignation seule montre quel intérêt offre cette étude au point de vue spécial auquel nous devons toujours nous placer.

Dans la cirrhose commune, l'appareil producteur de la bile est détruit. Un anneau scléreux et rétractile se forme autour du lobule hépatique, l'enserre et l'étrangle en le comprimant de toutes parts. Les trabécules cellulaires perdent leur disposition régulièrement rayonnée ; la veine centrale s'aplatit et finit par disparaître. Bientôt les cellules hépatiques se déforment et subissent, selon les formes, l'atrophie simple, la dégénérescence graisseuse et l'infiltration par du pigment biliaire. A un degré avancé leur destruction est complète.

« Les canalicules biliaires périlobulaires ne sont ni multipliés, ni atteints de catarrhe, ni dilatés, ni le siége d'une angiocholite et d'une périangiocholite comme dans la cirrhose biliaire; mais leurs radicelles intracineuses sont comprimées, puis effacées, et sont pour ainsi dire coupées à leur entrée dans le lobule hépatique. D'une part, donc, toute communication est interceptée entre l'appareil sécréteur et l'appareil excréteur de la bile, comme le témoigne la rétention et l'accumulation des matières colorantes biliaires dans le lobule, de l'autre, l'appareil secréteur lui-même disparait et cesse de fabriquer le liquide biliaire. » (Hanot.)

Dans les cirrhoses hypertrophiques avec ictère, les choses se passent tout différemment. Les lobules ne sont pas comprimés et ce n'est que peu à peu que la partie secrétante du foie disparaît devant l'appareil excréteur anormalement développé ; jusqu'au bout les trabécules restées saines sont capables de présider à la secrétion biliaire. L'ictère de la cirrhose hypertrophique est un véritable ictère catarrhal, mais ici ce ne sont pas les grandes voies biliaires qui, obstruées par un bouchon muqueux et par des cellules, s'opposent au parcours de la bile : ce sont les voies biliaires intra-hépatiques et cela sur tout leur parcours et en vertu d'un processus irritatif qui n'est plus un phénomène passager et accidentel mais qui a la marche progressive et fatale de tous les processus inflammatoires chroniques. On conçoit que dans ces conditions, alors que la bile est toujours secrétée mais que les canaux biliaires intra-hépatiques obstrués sur tout leur parcours refusent de lui livrer passage, l'ictère soit intense, permanent et dure jusqu'au moment où l'ictère grave survient et tue le malade par un mécanisme dont nous n'avons pas à nous occuper ici et sur lequel les expériences et les hypothèses ne sont pas encore parvenues à nous édifier d'une façon définitive.

Si maintenant nous faisons porter notre parallèle sur les troubles de la circulation sanguine dans la cirrhose commune et dans la cirrhose hypertrophique avec ictère, nous voyons, dans la première, les canalicules intra-lobulaires comprimés et effacés comme tous les éléments du lobule et nous assistons à un remaniement complet de la circulation périlobulaire sur lequel Rindfleisch et Frerichs ont porté leur attention et que nous ne croyons pas devoir décrire ici. Aussi voyons-nous dans la cirrhose annulaire un développement de la circulation collatérale bientôt insuffisante à prévenir une ascite qui ne manque jamais de survenir. Dans la cirrhose biliaire, au contraire, la circulation intra et périlobulaire est à peu près normale ; c'est pourquoi, à part les cas rares de péritonite généralisée, la cavité péritonéale ne renferme aucune trace de liquide et les veines-portes accessoires ne sont pas dilatées.

Étudions donc de plus près le mécanisme de production de cet ictère qui tient une place si importante dans le tableau de la cirrhose hypertrophique.

Dans une des observations de M. le professeur Gubler, l'explication est facile ; les conduits biliaires étaient oblitérés çà et là par de la boue biliaire et des calculs, mais cette particularité ne s'est plus reproduite dans aucune des autres observations. Frerichs explique l'ictère observé dans son observation par la compression des canaux biliaires au moyen de ganglions lymphatiques du hile hypertrophiés ;cette raison est des plus acceptables, mais cette circonstance manquait certainement dans les trois autopsies faites par M. Hanot, et il n'en est point question dans la plupart des autres cas.

M. Cornil, le premier, a subordonné l'ictère aux lésions des canalicules biliaires que l'on observe dans la cirrhose hypertrophique (1). « Au point de vue symptomatologique, dit-il, cet état des canaux biliaires coïncide avec l'abondance de la bile et avec la conservation de ses qualités physiques, couleur, fluidité, etc. Bien plus, il y a dans nombre de faits une formation exagérée de bile dans la cirrhose. Ainsi, sur les 4 observations de cirrhose hypertrophique que nous rapportons ici, il y avait un ictère *prolongé* avec hypersécrétion de la bile, qui colorait les selles dans deux d'entre elles. Dans l'ob. IV, l'ictère a existé au début de la maladie et il était très-intense. L'ictère n'est certainement pas un signe constant de la cirrhose, mais il est assez fréquent,

(1) Cornil, *Arch. de Physiol.*, mars et mai 1874.

qu'il soit passager ou permanent, dans les formes de cirrhose avec hypertrophie.

« Dans la plupart de ces faits relatifs à des cas de cirrhose hypertrophique, il y avait rétention plus ou moins complète de la bile dans les îlots et de l'ictère. L'état des vaisseaux biliaires formant un réseau dans les parties scléreuses ne nous paraît pas étranger à la production de l'ictère. Ce développement des vaisseaux biliaires siégeant au milieu d'un tissu enflammé parcouru par des vaisseaux sanguins dont la pression est considérable et dont la membrane interne est modifiée par l'inflammation chronique nous paraît devoir empêcher le cours régulier de la bile. » (*L'Ecole de médecine*, 1875.)

Ces conditions pathogéniques de l'ictère cadrent au mieux avec les oscillations de ce symptôme. Au moment des crises, alors que le processus morbide subit une poussée nouvelle, la prolifération des jeunes cellules au sein des canalicules biliaires devient aussi plus active et l'oblitération des conduits doit être plus complète, d'où exagération de l'ictère. Puis dans les phases intermédiaires, pendant les accalmies, une grande partie de ces cellules de nouvelle formation doivent disparaître, soit résorbées, soit repoussées vers les conduits plus larges, et l'obstruction des conduits diminuera, d'où amoindrissement de l'ictère.

Ce catarrhe n'est point aussi intense dans tous les cas; il n'existe pas au même degré dans tous les points de l'organe et à toutes les périodes de la maladie; il est donc facile de concevoir que parfois l'oblitération des canalicules biliaires pourra être telle qu'il ne passera plus assez de bile dans l'intestin pour colorer les matières fécales, tandis qu'il se pourra faire que la circulation de la bile soit encore assez facile çà et là pour que le liquide sécrété passe encore dans l'intestin en quantité notable. Si l'intensité et l'extension du catarrhe sont extrêmes, la gêne de la circulation biliaire pourra être presque absolue, d'où ictère noir; accidents analogues à ceux de l'ictère grave, et, à l'autopsie, foie vert olive ou vert épinard.

En résumé, les lésions des canalicules biliaires, leur oblitération plus ou moins étendue par les jeunes cellules proliférées, peut-être même l'inflammation chronique de leurs parois qui peut pour sa part rendre plus difficile la circulation biliaire, ces modifications constatées par les divers observateurs chaque fois qu'un examen complet a été pratiqué, peuvent être considérés comme les causes de l'ictère; et cet ictère est probablement, d'ailleurs comme presque tous les autres, un ictère par *résorption*.

Cet ictère par catarrhe chronique des canalicules biliaires rappelle la théorie de l'ictère catarrhal imaginée pour la première fois par Broussais, abandonnée faute de preuves, puis reprise par Virchow qui montra, dit M. Vulpian, que la cholédocite catarrhale existe réellement comme cause d'ictère.

Frerichs a expliqué de cette manière l'ictère, d'ailleurs généralement passager et peu marqué, qui survient parfois dans la cirrhose. Il y avait coïncidence de duodénite catarrhale qui peut se produire facilement dans pareil cas, et propagation de cette inflammation à la muqueuse du canal cholédoque par l'ampoule de Vater dont le pertuis s'obstrue par la même occasion. Mais dans les observations de cirrhose hypertrophique, il n'est question ni de duodénite, ni de bouchon muqueux oblitérant l'ampoule de Vater, ni de propagation de la duodénite aux canaux biliaires. Ici, l'angiocholite catarrhale et le périangiocholite chronique semblent s'être développées exclusivement sur les petits canaux, qu'elles aient été primitives ou bien qu'elles aient été suscitées par le processus phlegmasique du tissu conjonctif voisin.

Dans l'*affection paludéenne* du foie, l'ictère chronique, lorsqu'il existe, semblerait reconnaître un mécanisme analogue.

M. Cornil a décrit, d'après l'examen de pièces confiées par M. Obédenare, une cirrhose palustre et mélanémique qui est une cirrhose périlobulaire. Enfin, MM. Kelsch et Kiener ont eu l'occasion d'examiner deux fois des individus ayant succombé à l'intoxication paludéenne; ils y ont trouvé des néo-formations, de canalicules biliaires, avec un certain degré de sclérose péricanaliculaire.

MM. Kelsch et Kiener font remarquer que cette altération hépatique, d'origine paludéenne, tout en se rapprochant de la cirrhose hypertrophique, avec ictère, en diffère par plusieurs points : « Dans l'hépatite paludéenne, les altérations sont communément mixtes, à la fois parenchymateuses et interstitielles ; l'ictère fait défaut pendant la vie ou apparaît tardivement; les lésions des conduits biliaires, catarrhe ou déformations, observées après la mort, peuvent être considérées comme secondaires, dépendant de la traction et de la compression exercées sur quelques rameaux par le tissu de la cirrhose. L'altération du parenchyme et celle du tissu interstitiel sont alors les facteurs de la néo-formation biliaire capillaire (par le procédé indiqué plus haut). » L'hypertrophie hépatique et la néoformation conjonctive sont relativement peu accusées. Quoi qu'il ne soit, il faudra élucider dans ces l'avenir divergences à l'endroit de la cirrhose paludéenne.

On voit donc, et c'est là la conclusion terminale de ce long exposé, que la plupart des ictères *permanents* reconnaissent pour cause instrumentale un arrêt de la sécrétion biliaire, lié à une altération, catarrhale ou autre, portant sur les troncs ou sur les radicules biliaires. Ce sont donc, par excellence, des ictères par rétention, et à cet égard il n'existe qu'une différence de siége et de durée, mais non de mécanisme, entre l'ictère chronique des cirrhoses du foie et l'ictère passager, catarrhal.

CHAPITRE III.

SYMPTOMATOLOGIE.

Les individus atteints d'ictère chronique présentent tous, dans une limite variable, un certain nombre de symptômes communs qu'il faut ramener à l'imprégnation de l'économie par le pigment et par les acides biliaires.

Ils sont tous ou presque tous maigres, ou du moins amaigris, comparativement à leur état antérieur. Leurs digestions sont mauvaises; il existe de l'anorexie, le plus souvent du dégoût pour certains aliments, les aliments gras surtout, quelquefois de la boulimie. Le système nerveux est presque toujours atteint : ils sont moroses, apathiques, *hypocondriaques*. Le moindre effort leur coûte; ils s'épuisent vite, et ne sont guère susceptibles d'un travail continu. Le moindre excès, une fatigue, une émotion, augmentent la jaunisse. Ils ont volontiers des saignements de nez, ou des hémorrhagies légères par le rectum. Si l'on explore le pouls, on le trouve mou, faible, quelquefois dur, mais surtout ralenti; les battements du cœur sont aussi peu énergiques, quelquefois irréguliers.

Ce tableau se retrouve dans tous les ictères chroniques, quelles qu'en soient les causes.

Il nous faut maintenant aborder le détail et étudier successivement les divers éléments du syndrome ictère.

Le plus caractéristique, celui qui implique l'idée même de l'affection est la *coloration de la peau*.

Coloration jaune de la peau. — Cette coloration de la peau est précédée par celle des conjonctives, et, en même temps qu'elle se manifeste, les produits de sécrétion, eux aussi, prennent une teinte jaune plus ou moins apparente. La pigmentation cutanée n'est pas d'emblée très-accusée. Peu perceptible d'abord, puis plus ou moins accentuée, suivant les régions, elle passe, à mesure que l'affection progresse, du jaune soufre pâle à un jaune foncé quelquefois verdâtre. Parfois même elle devient verte, et d'un vert si foncé qu'on a rangé les cas dans lesquels elle atteint ce degré de coloration sous la dénomination d'*ictères noirs*.

Les diverses modifications de la maladie hépatique ou de l'état général se reflètent en quelque sorte sur la peau, et l'on voit une augmentation dans l'intensité de la teinte ictérique survenir plus ou moins brusquement toutes les fois qu'une recrudescence se manifeste vers le foie.

La teinte jaune ne s'efface pas après la mort; elle persiste avec la même intensité que pendant la vie. Elle semble cependant perdre de son intensité sur les cadavres infiltrés de sérosité; mais, par contre, elle paraît devenir plus foncée sur quelques cadavres secs et amaigris. (Monneret et Fleury).

Malgré la variété des colorations suivant les régions, malgré la manifestation plus rapide de la pigmentation en certains points, l'ictère est toujours général. L'ictère partiel serait physiologiquement incompréhensible, la matière colorante de la bile étant transportée dans tous les organes par le sang. C'est dans le réseau de Malpighi que se dépose la matière colorante; aussi les cellules des couches profondes ont-elles une teinte foncée et contiennent-elles des molécules brunes (Gubler), tandis que les cellules plus superficielles sont plus pâles. C'est ce qui explique la persistance de la pigmentation de la peau, alors que l'urine ne contient plus de matière colorante. L'ictère, en tant que manifestation cutanée, n'a totalement disparu que lorsque la desquamation des cellules colorées s'est effectuée complétement. La cause de la pigmentation peut donc avoir disparu bien avant l'ictère lui-même.

Démangeaisons. Éruptions. — Le prurit vient quelquefois compliquer l'ictère, surtout dans sa forme chronique, et il en constitue alors un symptôme tenace et souvent insupportable.

Deux fois Graves l'a vu précéder la coloration de la peau, de dix jours dans un cas et de deux mois dans l'autre : chaque fois il avait cessé dès que l'ictère était apparu. Mais habituellement le prurit se manifeste dès le début de l'ictère ou quelque temps après. Quand il existe, il ne persiste pas toujours autant que l'ictère; parfois il cesse pour revenir plus tard.

Les démangeaisons sont dans certains cas généralisées, mais c'est surtout à la paume des mains ou à la plante des pieds et entre les orteils qu'elles sont le plus vives et qu'elles se rencontrent le plus fréquemment. Elles sont surtout intenses la nuit, dans les appartements chauds, et elles sont exagérées par une nourriture excitante ainsi que par le grattage. Souvent elles sont assez intenses pour priver le malade de tout sommeil. Murchison cite le cas d'un malade qui se grattait si vivement qu'il fut couvert d'abcès.

M. le professeur Hardy enseigne qu'en règle générale le prurit ictérique ne s'accompagne d'aucune éruption spéciale, telle que le prurigo. Si une personne atteinte de jaunisse se gratte pour soulager une irritation cutanée, elle détermine des excoriations semblables à celles du prurigo. Mais jamais ni elles n'atteindront l'étendue de ces dernières, ni elles ne conserveront leur localisation précise, et l'on n'y verra pas non plus les autres changements caractéristiques. Hébra émet la même opinion (1).

Le véritable prurigo existe cependant quelquefois, et même, alors d'après M. Hardy, il est toujours précédé de démangeaisons et de grattage.

En dehors du prurigo, il y a un certain nombre d'autres éruptions cutanées qui paraissent se développer sous l'influence de l'ictère : ainsi, l'urticaire, le lichen, et quelquefois même des furoncles et des anthrax.

Graves cite 8 ou 9 cas d'individus qui, atteints de rhumatisme articulaire aigu, étaient devenus jaunes subitement et chez lesquels l'ictère avait été suivi d'urticaire. D'autre part Tilburg Fox mentionne parmi les causes de l'urticaire « la circulation de produits irritants, tels que l'acide urique, la bile qui, en arrivant à la surface du corps, s'oxydent et deviennent plus actifs. »

Les furoncles et les anthrax sont plus rares encore. Murchison en rapporte un bel exemple chez un individu qui souffrait de démangeaisons continues et intolérables. Peut-être y avait-il un rapport de causalité entre les démangeaisons unies au grattage et le développement des furoncles et des anthrax.

Xanthélasma. — C'est peut-être la plus curieuse et certainement la moins bien connue, en France du moins, des altérations de la peau qui se rattachent à l'ictère chronique. Cette affection, signalée pour la première fois par Rayer sous le nom de *plaques jaunes des paupières*, n'a été étudiée avec soin que depuis le mémoire qu'Addison et Gull publièrent en 1851 (2). D'après certaines ressem-

(1) Hébra, *Maladies de la peau*, traduct. Doyon, p. 691.

(2) *On a certain affection of the Skin, Vitiligoidea* — a. *Plana.* — b. *Tuberosa*, etc., by Th. Addison and W. Gull, in *Guy's hosp. Rep.* 1851.

blances avec le vitiligo, ces auteurs proposèrent, pour désigner la maladie nouvelle qu'ils décrivaient, le nom de *vitiligoidea*. Ce nom fut remplacé successivement par ceux de *Molluscum sebaceum*; *Laminæ flavæ epithelii cutis*; *xanthelasma* (1) (Erasmus Wilson); *Xanthoma* (Franck Smith, Kaposi); *Fibroma lipomatodes* (Virchow), etc. C'est l'expression de Xanthome qu'ont adoptée Bristowe (2), Kaposi et Hebra. Cependant nous nous servirons du mot xanthélasma, qui est le plus généralement employé.

Le plus souvent, le xanthélasma est limité aux paupières, et sans ictère; alors il constitue plutôt une difformité qu'une maladie; mais dans un certain nombre de cas, beaucoup plus rares, l'éruption s'étend à d'autres parties de la peau, aux muqueuses et même aux séreuses; et alors elle offre une véritable gravité, vu qu'elle est presque toujours associée à un ictère chronique, dont elle dépend et dont elle partage le pronostic. Néanmoins, il ne nous est pas permis de nous limiter à l'étude du xanthélasma généralisé : car, outre qu'il débute presque toujours par les paupières, il y a des cas où le xanthélasma des paupières associé à l'ictère ne s'est pas généralisé. Nous étudierons donc la pathologie du xanthélasma, abstraction faite de l'ictère, en insistant toutefois sur les points qui touchent le plus à notre sujet.

L'éruption peut se présenter sous plusieurs formes. Les plus habituelles sont celles qui ont été indiquées par Addison et Gull, qui distinguaient deux variétés de vitiligoidea : 1° V. *Plana* ; 2° V. *Tuberosa*.

Les plaques sont représentées par des macules isolées

(1) De ξανθός jaune et μελασμα tache noire. Ce mot est assez mal composé pour que W. Foot le fasse dériver de ξανθόν et ἔλασμα, plaque de métal.

(2) *A treatise on theory and practice of Medicine*, p. 322, 1876.

ou confluentes d'une couleur blanc jaunâtre, peau de chamois, suivant la comparaison de Rayer. Elles sont légèrement saillantes, mais leur proéminence est souvent moins grande qu'elle ne paraît, et elles peuvent être au même niveau que la peau environnante. Leurs bords sont nets, unis ou déchiquetés, irréguliers, en forme de fougère chez quelques malades. Ces plaques ne sont pas indurées. Sur la paume des mains, la plante des pieds et sur d'autres régions de la peau, elles ont souvent pour point de départ des lignes plus ou moins étroites, peu saillantes, opaques, d'une couleur blanchâtre, et qui se développent dans les plis naturels de la peau au niveau des articulations.

Les nodules qui représentent la seconde forme d'Addison et de Gull ont un volume qui varie depuis celui d'une tête d'épingle à celui d'une noisette, et leur agglomération peut donner lieu à des masses encore plus volumineuses. Ils sont assez élastiques et généralement peu indurés; d'autres fois, au contraire, ils ont une consistance presque cartilagineuse. Leur couleur est celle de la peau ou bien elle présente une teinte rougeâtre avec des taches jaune opaque. Quelquefois ils sont accompagnés d'un léger degré d'irritation et leur sommet paraît rouge et enflammé (Murchison). Si on les ponctionne, il n'en sort que du sang. D'après Hebra, si au lieu d'une ponction on fait une incision à la peau, « on peut expulser la matière morbide des cavités dans lesquelles elle est contenue. »

Dans certaines circonstances on a signalé une adhérence des nodules et des tendons sous-cutanés. Dans un cas rapporté par Pavy, quelques tubercules de la face dorsale des doigts suivaient les mouvements du tendon correspondant en glissant au-dessous de la peau, qui était parfaitement saine. (1)

(1) W. Pavy, *Guy's hosp. Rep.* 1866.

Quelle que soit la variété de l'éruption, un point doit être noté : c'est que toujours l'épiderme a ses caractères normaux et qu'il n'y a aucune tendance à l'ulcération soit des plaques, soit des nodules.

Ces diverses formes de xanthélasma peuvent exister isolément ou être confondues sur le même individu. Mais il semble qu'il y ait une règle dans le mode de distribution qu'elles affectent. Ainsi, les plaques s'observent surtout aux paupières, sur la face, les oreilles, sur les extrémités des membres du côté de la flexion, par exemple sur la face palmaire de la main et des doigts, tandis que les nodules se voient de préférence sur les membres au niveau des articulations des doigts, du coude, du genou, du côté de l'extension ; quand les tubercules occupent la paume de la main ou la plante des pieds, ils sont habituellement très-petits mais très-nombreux (Bristowe). L'éruption, au moins dans les formes généralisées, peut s'observer aussi sur le cou, la poitrine, l'abdomen, les épaules, les fesses, le scrotum et sur ces divers points elle revêt indifféremment les caractères de la plaque jaune ou du tubercule.

Les muqueuses et même les séreuses peuvent être aussi le siége de plaques d'un blanc-jaunâtre, analogues à celles de la peau. Les gencives, surtout celles de la mâchoire inférieure, sont le plus fréquemment atteintes. On a également observé les taches caractéristiques sur la muqueuse des lèvres, de la langue, du voile du palais, de la partie supérieure de l'œsophage, sur les canaux biliaires dilatés à la suite d'une oblitération des conduits principaux (1).

De même aussi sur la muqueuse des voies respiratoires, du nez, des cordes vocales, de la trachée. Dans une

(1) Pye Smith, *Trans. of the path. Society of London*, 1873. — *Ibid.*, Moxon.

observation de Hilton Fagge, on les a décrites sur l'endocarde de l'auricule gauche, de l'aorte et de ses branches, et aussi sur l'artère pulmonaire. Enfin on les a signalées plusieurs fois à la surface du foie, de la rate et, dans un cas de Wickham Legg, sur le péritoine qui recouvre le rectum (1).

Il est inutile de dire que cette forme viscérale n'est qu'une curiosité d'autopsie et ne peut être soupçonnée pendant la vie.

Le xanthélasma débute presque toujours par les paupières, et, d'une manière plus précise, au niveau du grand angle de l'œil. Il s'étend habituellement aux deux paupières, mais en général les taches sont plus étendues sur la paupière supérieure. Hutchinson (2), qui a fait un relevé de 36 observations personnelles, n'a vu aucun cas où la maladie ait commencé par l'angle externe, ou par une autre partie de la face. Après les paupières, le xanthélasma envahit la face palmaire de la main et la plante des pieds, les coudes, les genoux, sous forme de taches, de lignes ou de nodules. Toutefois les nodules n'apparaissent habituellement que dans les dernières périodes de la maladie.

Un caractère de l'éruption xanthélasmique, déjà indiqué du reste par Rayer, mais sur lequel Hutchinson a insisté, c'est une certaine tendance à la symétrie. Celle-ci est surtout manifeste dans les cas avancés, et elle peut n'apparaître qu'au bout de quelques années. Quand un seul côté est atteint, c'est presque toujours le côté *gauche*, et assez souvent la maladie est plus avancée à gauche qu'à droite.

La *marche* du xanthélasma est variable suivant les cas. Habituellement l'éruption se localise aux paupières et

(1) *Trans. of the path. Society of London*, 1871.

(2) Hutchinson, *Medico-chirurgical Transactions*, 1874.

reste stationnaire. Le pronostic est alors favorable. Quand au contraire elle s'étend aux autres parties de la peau, aux muqueuses, elle paraît avoir une marche progressive jusqu'à ce que la mort arrive. Cependant il y a un certain nombre d'exemples où l'on a observé une tendance très-nette à la régression, et parfois même une disparition complète des taches sur des points limités. La *durée* est également variable. En ce qui concerne le xanthélasma des paupières, elle est indéterminée. Il n'en est pas de même quand l'affection est généralisée. Dans ces cas le pronostic est très-grave : c'est celui de l'ictère chronique ou plutôt de la lésion dont l'ictère dépend. Cependant, même dans ces conditions, le xanthélasma a pu avoir une durée de 7 ans, comme dans une observation de Franck Smith (1).

Jusqu'à présent nous nous sommes borné à décrire le xanthélasma en lui-même, indépendamment des symptômes morbides auxquels il peut être associé. A ce point de vue nous étudierons les troubles nerveux et surtout l'ictère.

On n'a guère observé de troubles de la sensibilité que dans la forme tuberculeuse : les nodules sont assez souvent le siége de démangeaisons ; souvent aussi ils sont douloureux à la pression, si bien que, suivant la localisation qu'ils affectent, les malades ne peuvent s'agenouiller, ou s'asseoir, ou se servir de leurs mains.

Hutchinson a insisté sur la coïncidence de céphalalgies souvent violentes. Mais comme cet auteur met sur le même pied les céphalalgies qui ont précédé et celles qui ont accompagné le xanthélasma, il est difficile de déterminer quel rapport exact existe entre la douleur et l'éruption. Du reste, on doit noter que la plupart des faits de Hutchinson

(1) *Trans. of the path. Soc. of Lond.* 1877.

concernent le xanthélasma simple des paupières, sans complication d'ictère.

Il est un certain nombre d'autres affections nerveuses, que l'on rapporte communément à « l'état bilieux », qui ont été observées chez des malades atteints de xanthélasma. Ainsi un homme dont parle Hutchinson avait des attaques de cécité temporaire qui au début ne duraient que quelques minutes, mais qui s'aggravèrent plus tard.

Une femme avait des attaques pendant lesquelles elle ne pouvait se servir de ses mains. Cette impotence, complète pendant un certain temps, ne durait pas longtemps et était accompagnée d'engourdissements, etc.

Dans un troisième cas, une femme qui était en même temps ictérique et qui avait des engourdissements dans les mains et dans les pieds, devint un jour complétement aveugle pendant une heure. Enfin un dernier malade, dont le foie était très-volumineux et qui avait un ictère foncé, devint fou.

En ce qui concerne l'ictère lui-même, sa coïncidence avec le xanthélasma ne serait pas très-fréquente, si l'on s'en rapportait seulement aux relevés d'Hutchinson, qui sur 36 cas ne l'a noté que 6 fois. Mais les faits d'Hutchinson concernent surtout le xanthélasma des paupières sans généralisation, et, si l'on fait abstraction de cette forme simple, pour ne considérer que le xanthélasma multiple, cette coïncidence devient au contraire frappante, elle est presque constante.

Cet ictère a une marche essentiellement chronique; il dure des mois, des années, jusqu'à 7 ans, comme dans l'observation de Franck Smith. D'autres fois il disparaît pour revenir ensuite. Hilton Fagge fait remarquer que dans tous les cas de xanthélasma observés à *Guy's hospital* jusqu'en 1873 l'ictère paraissait indépendant d'une obstruction des voies biliaires, qu'il était peu foncé et que les selles étaient colorées (1). Mais des observations ultérieures de Moxon (2), de Wickham Legg (3) etc., ont montré qu'il pouvait tenir à un simple rétrécissement cicatriciel du canal cholédoque, à la compression de ce canal par un kyste hydatique, etc., et qu'en définitive il n'avait rien de spécial.

L'époque d'apparition du xanthélasma dans le cours de l'ictère est variable; habituellement l'ictère existe déjà depuis plusieurs mois, quelquefois plus d'une année, quand les premières taches se montrent sur les paupières. Exceptionnellement le xanthélasma apparaît le premier.

On n'a qu'un petit nombre de données sur l'*étiologie* de cette singulière dermatose.

Elle paraît avoir une prédisposition pour le sexe féminin. Ainsi sur les cas relatés par Addison et Gull il y avait 4 femmes et 1 homme. En moyenne la proportion paraît être de 2 contre 1.

D'après Hutchinson la maladie n'atteint pas le jeune âge; le malade le plus jeune qu'il ait observé avait 28 ans, tandis que le plus vieux était âgé de 59 ans.

L'hérédité a été signalée dans un certain nombre de cas, qui, du reste, concernent presque exclusivement la forme palpébrale (4).

Quant aux causes immédiates, les seules que nous connaissions, ce sont les maladies du foie avec ictère.

Hutchinson a bien signalé l'influence des céphalalgies, des maladies de l'utérus, mais il a eu en vue principalement le xanthélasma des paupières, sans ictère.

(1) H. Fagge, *Trans. of the path. Soc. of London*, 1873.

(2) Moxon, *Trans. of. the path. Soc. of London*, 1873.

(3) Wickham Legg, *Trans. of the path. Soc. of London*, 1874.

(4) Church, *St-Barthol. Hosp. Rep.* vol. X, et Hilton Fagge. *Trans. of the path. Society of London*, 1873.

Enfin dans un ou deux cas le xanthélasma (1) a été associé au diabète.

L'*anatomie pathologique* de cette affection a été l'objet d'un certain nombre de travaux dont les plus importants sont ceux de Pavy, Moxon, Waldeyer, Howse, Wickham Legg, Kaposi etc. Elle a été résumée d'une façon très-complète par Pye Smith (2), qui a, d'ailleurs, publié sur le xanthélasma une étude très-complète.

La lésion consiste en une hyperplasie chronique des couches profondes du derme avec prolifération cellulaire et conjonctive. Mais ce qui la caractérise essentiellement, c'est l'infiltration graisseuse que subissent les éléments cellulaires de nouvelle formation. Sur une coupe d'un fragment de peau malade, durcie par l'acide chromique, qu'il s'agisse d'une tache ou d'un nodule, on trouve dans les parties profondes du derme des agglomérations de globules graisseux. Ces amas plus ou moins volumineux entourent souvent, mais non toujours, les follicules pileux, les vaisseaux et les divers organes contenus dans le derme; mais ni les follicules pileux ni les glandes, etc., ne semblent participer à la maladie; les papilles également sont intactes.

Si l'on examine la préparation à un fort grossissement on voit que les gouttelettes graisseuses sont contenues dans des cellules de volume variable, mais ayant conservé leur protoplasma et leur noyau; souvent il y a des granulations libres. Dans un cas, Moxon a trouvé des cristaux ressemblant à ceux de la tyrosine.

Wickham Legg, qui a étudié les taches xanthélasmiques des séreuses, a trouvé qu'elles étaient « formées par des

(1) Addison et Gull *Loc. citat.* — Bristowe, *Trans. of the path. Soc. of London*, vol. XVII.

(2) *Guy's hosp. Rep.*, 1877.

cavités fusiformes contenues dans le tissu conjonctif sous-peritonéal, et renfermant de grandes cellules graisseuses ordinaires, au milieu d'un réseau aréolaire; de sorte que ces taches jaunes des séreuses sembleraient d'une nature différente de celle du vrai xanthélasma ».

On peut, avec Pye Smith, décrire deux formes différentes dans la marche de la lésion. Dans l'une, qui revêt le type inflammatoire, les éléments cellulaires de nouvelle formation subissent rapidement l'infiltration graisseuse, et aboutissent à une véritable dégénérescence, avec détritus de gouttelettes graisseuses et cristaux de cholestérine, etc.

Dans l'autre, qui est plus fréquente, les cellules embryonnaires ont le temps de s'organiser; elles ne s'infiltrent que lentement de graisse, et ce n'est que rarement et dans les périodes ultimes de la maladie qu'elles arrivent à la dégénérescence.

Ces deux processus morbides peuvent aussi bien se rencontrer dans les taches que dans les nodosités. Mais le type inflammatoire à dégénérescence rapide appartient surtout aux nodules.

L'interprétation de cette maladie a donné lieu à beaucoup de théories, soit sur la nature de la lésion, soit sur les rapports qu'elle affecte avec les troubles des fonctions hépatiques.

Howse est le premier qui ait rapproché les lésions du xanthélasma de celles qu'on observe dans l'athérome artériel (1); après lui, quelques auteurs ont même voulu identifier les deux états pathologiques; cependant, même en négligeant les différences de siége, il y a dans leur marche et leur terminaison quelque chose qui ne permet qu'une lointaine assimilation.

Quant à la théorie d'Hebra, pour qui le xanthélasma est

(1) *Trans. of the path. Society*, 1873.

une « dégénérescence spéciale du sébum et des glandes qui secrètent cette substance», elle tombe devant les résultats de l'examen histologique et devant ce fait que sur la paume des mains et la plante des pieds, qui sont pourtant un des siéges de prédilection de l'éruption, il n'y a aucune glande sébacée.

Mais c'est surtout quand il s'agit de déterminer la raison du développement du xanthélasma dans le cours de l'ictère que les incertitudes sont grandes.

Les premières autopsies qui se rapportaient à des exemples de cirrhose du foie avec hypertrophie, avaient fait penser à Murchison et à Hilton Fagge, que l'ictère qui s'accompagnait de xanthélasma devait être rattaché à cette forme spéciale de lésion hépatique. Mais, comme nous l'avons vu plus haut, les observations de Moxon, Wickham Legg, Pye Smith, ont montré que l'hypertrophie était loin d'être constante, et dans un mémoire publié en 1873, Hilton Fagge a abandonné sa première hypothèse pour admettre que toute maladie du foie ou des canaux biliaires, capable de donner lieu à un ictère persistant, pouvait s'accompagner de l'éruption xanthélasmique, qu'il considère simplement comme une conséquence de l'irritation chronique de la peau causée par l'imprégnation biliaire.

Nous ne pouvons énumérer ici toutes les théories qui ont été émises sur ce point de pathologie, mais nous croyons devoir indiquer l'opinion de M. le professeur Potain (1) qui admet que le dépôt d'amas graisseux qui caractérise le xanthélasma est l'indice d'une diminution dans la faculté d'oxydation des matériaux assimilables, consécutive à une maladie hépatique.

Bien que l'étude du xanthélasma des paupières non associé à l'ictère ne rentre pas dans notre sujet, nous ferons

(1) Leçon inédite.

remarquer que cette forme paraît, du moins au point de vue pathogénique, distincte de la forme généralisée, et que Hutchinson est peut-être dans le vrai quand il la rapproche de ces pigmentations temporaires des paupières qui sont en rapport avec des troubles transitoires du foie et de l'utérus. D'un autre côté, Hilton Fagge (1) considère comme « probable que les taches xanthélasmiques des paupières sont le résultat d'une perversion de la nutrition secondaire à des troubles nerveux, et comparables aux modifications de couleur des sourcils, etc., dont le Dr Anstie a si bien démontré la dépendance par rapport aux accès névralgiques. » Si bien qu'il semble permis de conclure avec Hutchinson que « toute cause capable de produire des aréoles sombres autour des yeux, — grossesse, troubles hépatiques, maladies de l'ovaire, simple fatigue nerveuse, — peut prédisposer au xanthélasma. »

Coloration des muqueuses. — Pour ce qui est des muqueuses, c'est surtout sur la conjonctive bulbaire que la coloration ictérique est manifeste, probablement à cause du fond blanc sur lequel elle repose. C'est là qu'on l'observe en premier lieu, et elle a toujours là une intensité plus grande que partout ailleurs. Quelque minime qu'elle soit, elle suffit, pour caractériser l'ictère et pour empêcher de confondre la coloration jaune de la peau due à la présence de la bile avec une coloration plus ou moins jaune que produisent certaines maladies. Ordinairement elle apparaît vers le grand angle de l'œil dans le cul-de-sac que fait la membrane muqueuse en passant sur le globe oculaire. Quand elle est légère, elle n'est pas appréciable à la lumière artificielle.

La conjonctive n'est pas seule à participer de la colora-

(1) *Trans. of the pathol. Soc. of London*, 1873.

tion; toutes les muqueuses sont atteintes. La coloration des lèvres ne survient que dans les cas où l'ictère est extrêmement intense. C'est donc à tort que Villeneuve a avancé, comme fait à peu près général, que les lèvres deviennent d'un jaune intense en passant, au préalable, par la pâleur (*Dict. des Sc. méd.*, 1818, t. XXIII). L'exception a été évidemment prise pour la règle.

Dans les ictères prononcés on observe une teinte jaune uniforme du voile du palais, teinte qui paraît s'arrêter brusquement à la voûte palatine. La muqueuse du gosier, de la langue, du pharynx est aussi le siége d'une coloration de même nature, masquée d'après M. le professeur Sée, par la trop grande vascularité de ces régions.

Coloration de diverses sécrétions et humeurs. — L'élimination du pigment biliaire s'effectuant non-seulement par les reins, mais aussi par les glandes sudoripares et sébacées, il n'est pas étonnant de voir la sueur donner une teinte jaune évidente au linge qui recouvre l'aisselle et les autres parties de la peau où la sécrétion a une grande activité. Ce phénomène, connu de Chomel, a été observé par Cheyne sur un malade qui vit son mouchoir prendre une teinte jaune en s'essuyant le front. Andral parle d'un cas de coloration de la sueur sans pigmentation tégumentaire ni coloration des conjonctives. Pour Valleix, les sueurs colorées ne sont pas un symptôme constant de l'ictère, et la transpiration qui tache le linge en jaune est un fait exceptionnel. La quantité de matière colorante éliminée par les glandes sudoripares est toujours très-insignifiante en comparaison de ce qui est expulsé par les reins, et des changements essentiels de structure ne s'observent pas, d'après Frerichs, dans ces glandes comme dans les reins. Il y a une légère coloration jaune du contenu des tubes glandulaires et, çà et là, des granulations et des formations de noyaux de couleur foncée, mais pas de dépôts pigmentaires agglomérés.

Le lait peut prendre la teinte ictérique, mais le fait est assez rare. L'ictère a été communiqué à des nourrissons par des nourrices dont le lait offrait une coloration jaune (Villeneuve). Mende et Franck ont aussi remarqué ce fait. Marsh retira des mamelles d'une femme morte dans le cours d'un ictère un liquide jaune, visqueux, qui avait toutes les propriétés de la bile pure. Wright a observé un fait semblable. Gorup-Besanez a démontré avec certitude la présence du pigment biliaire dans le lait d'une ictérique. Des enfants ont refusé le sein de nourrices ictériques. C'est sur ces considérations que se base M. G. Sée pour recommander le renvoi de toute nourrice atteinte d'ictère.

Frerichs n'a jamais pu constater la présence de la matière colorante de la bile dans la salive. Le parenchyme de la glande parotide et de la sous-maxiliaire ne contiennent, d'après lui, que de faibles dépôtsde pigment. Wright aurait cependant trouvé de la cholépyrrhine dans la salive, mais surtout quand « à l'ictère se joignait de la salivation mercurielle.» W. Legg a fait la même remarque.

D'après Héberden, les larmes peuvent prendre la coloration ictérique, fait que Frerichs n'a jamais pu vérifier.

Les exsudats albumineux et fibrineux renferment toujours, chez les ictériques, une grande quantité de matière colorante. La sérosité en contient beaucoup ; après le foie et le sang, ce sont les exsudations séreuses qui présentent le plus tôt la coloration ictérique.

E. *Coloration des humeurs de l'œil. Xanthopsie.* — La xanthopsie est un symptôme très-rare de l'ictère ; Frerichs dit ne l'avoir jamais constatée, et J.-P. Frank ne l'a rencontrée que cinq fois. Elle est caractérisée par ce fait que les malades voient les objets colorés en jaune, surtout les objets blancs. Cette anomalie de la vision, habituellement transitoire, n'est aucunement en rapport avec l'intensité de l'ictère. On a prétendu qu'elle devait s'expliquer par la diffusion du pigment biliaire dans les humeurs de l'œil, mais si l'on considère que la coloration jaune des milieux réfringents de l'œil peut exister sans donner lieu à la xanthopsie, on est conduit avec J.-P. Frank et Murchison à ne voir là qu'un symptôme nerveux de même ordre que la nyctalopie avec laquelle il s'associe quelquefois.

Sir Thomas Watson a noté dans la xanthopsie une dilatation des vaisseaux de la conjonctive et il rapporte un cas du Dr Elliotson, où la vision jaune était limitée à un seul œil recouvert de vaisseaux variqueux; il en a conclu que cette dilatation vasculaire était nécessaire à la production de la xanthopsie. Murchison cite à ce propos l'observation d'un de ses malades qui, pendant un certain temps, vit les objets colorés en jaune; il présentait une dilatation considérable des vaisseaux de la conjonctive ; mais bien que la xanthopsie eût disparu rapidement, les vaisseaux restèrent dilatés (1).

On peut avec une dose de 55 à 65 centigrammes de santonate de soude provoquer sur soi-même une xanthopsie artificielle. De même que pour l'ictère, l'action de la santonine est mal expliquée. D'après quelques auteurs (2), « la santonine se transforme sous l'action des alcalis du sang en une matière colorante d'un jaune verdâtre... et la vision jaune provient, sans nul doute, de l'action que le sérum du sang exerce sur la rétine; elle cesse dès que la santonine est éliminée par les reins. » Mais, de même que dans l'ictère, on ne constate à l'ophthalmoscope aucune coloration jaunâtre des milieux de l'œil, « et il est probable qu'il

(1) Murchison, *Diseases of the Liver*, 1re édition, 1868, p. 295 et 372.

(2) Spring, *Symptomatologie*, 2e vol., p. 365.

s'agit plutôt d'une paralysie des fibres du violet, précédée quelquefois d'une excitation passagère. » (1)

Coloration de divers tissus. — La pigmentation n'est pas particulière à la peau et aux muqueuses ; d'autres tissus y participent. Le tissu cellulo-adipeux devient jaune-citron. Les séreuses, les membranes fibreuses, le tissu connectif, les parois de vaisseaux, la substance osseuse et dentaire se colorent aussi plus ou moins ; le tissu cartilagineux à un moindre degré. Les muscles prennent eux aussi une teinte jaune due essentiellement à la coloration des parties conjonctives qui entrent dans leur composition.

Il est rare que le cerveau et les nerfs présentent une couleur jaune bien accentuée. Dans les cas où on a observé ce fait, il tenait à la coloration du sérum qui imbibait la substance cerébrale.

Dans la grossesse, la coloration jaune se communique au fœtus, fait observé par Th. Bonnet, Wrisberg et Finke ; mais, ainsi que le fait remarquer Frerichs, il faut que la maladie dure longtemps pour que le fœtus prenne la teinte ictérique. La coloration n'existe pas encore lorsque l'avortement se produit de 5 à 14 jours après l'invasion de la maladie (*Tr. des mal. du foie*, obs. 13 et 76.)

Symptômes gastro-intestinaux — Il paraît difficile d'admettre que les fonctions digestives demeurent intactes, alors que l'interruption du cours de la bile, annoncée par l'existence d'un ictère, prive l'appareil de la digestion d'un des éléments qui concourent, sinon d'une manière indispensable, au moins d'une manière effective, à son accomplissement.

(1) Beaunis, *Physiologie humaine*, p. 1083.
Voir, pour plus de détails, Warlomont, article CHROMATOPSEUDOPSIE du *Dict. encyclopédique*.

En effet, l'ictère chronique s'accompagne en général d'anorexie et de dyspepsie. Et la nutrition n'est pas troublée seulement par l'altération du sang que comporte la présence dans ce dernier d'éléments inusités, mais par l'imperfection de la digestion.

La langue est ordinairement saburrale, couverte d'enduits plus ou moins épais, offrant une teinte jaunâtre ou légèrement verdâtre, qu'il ne faudrait pas confondre avec la teinte brune qui est due à la dessiccation de la couche épithéliale. Suivant M. Gubler, une teinte jaunâtre, due à la pénétration de la matière biliphéique dans la trame du derme muqueux se montre dans le cours de l'ictère (1). D'un autre côté, il peut arriver que la coloration jaune de la langue se trouve masquée par ces mêmes enduits, qu'elle n'a pas pénétrés.

Cette coloration de la langue, qui se retrouve également sur le voile du palais et les parois buccales, s'accompagne d'un goût amer assez particulier, attribué par Murchison à la présence dans le sang, non du pigment biliaire, mais du taurocholate de soude dont l'amertume est extrême (2).

Il y a généralement de l'anorexie, et souvent un dégoût extrême des aliments, surtout pour les matières grasses. Les substances fraîches, pimentées, sont spécialement recherchées, ou les malades accusent des goûts bizarres et exclusifs.

La digestion est habituellement lente, lourde, avec gonflement de l'épigastre et céphalée. La dyspepsie est surtout flatulente ou acescente. Le matin, au réveil, la bouche est mauvaise, amère, avec disposition nauséeuse.

Cependant tout cela peut faire défaut. On voit des ictères de longue durée où la langue demeure nette, où

(1) *Dictionnaire encyclopédique des sciences médicales*, t. X, p. 230.

(2) Murchison, *loc. cit.*, p. 580.

l'appétit se conserve et la digestion s'accomplit sans malaise; l'appétit peut même être excessif. La maigreur est extrême et cependant les malades mangent beaucoup : ils disent que leur digestion se fait trop vite, et l'appétit reparaît promptement avec une sorte de voracité.

La constipation est fréquente, mais elle n'offre que rarement une opiniâtreté excessive. Les selles peuvent être abondantes, tout en gardant leur solidité, surtout chez les ictériques qui ont gardé l'appétit. Les matières, en général d'une grande fétidité, peuvent conserver leur volume et leur forme normale. Mais leur coloration est caractéristique ou plutôt l'on peut dire leur décoloration.

La teinte des matières fécales varie en effet d'un blanc mat à un gris ardoisé. Ceci est constant quand l'interruption du cours de la bile est absolue. Si l'obstacle, quel qu'il soit, vient à se lever, même incomplétement, c'est en général par le retour sensible, quelque léger qu'il puisse être, de la coloration des fèces qu'on s'en aperçoit, alors même que l'ictère n'en a subi aucune modification appréciable. On voit combien il importe de ne pas négliger ce genre d'investigation.

Cependant les matières fécales ne sont pas toujours aussi décolorées. Le cours de la bile peut n'être pas entièrement aboli, lors même que l'ictère est très-prononcée. Ainsi, dans les lésions du parenchyme hépatique, une portion du tissu du foie peut encore fournir une certaine proportion de bile qui se retrouve dans les évacuations alvines. Quant aux obstacles qui, en dehors du foie lui-même, agissent mécaniquement sur les canaux biliaires, ils n'y déterminent pas toujours une occlusion absolue. Ou bien, comme il arrive dans les calculs biliaires, ils peuvent subir des déplacements qui laissent passer la bile par intervalles.

Dans certains cas d'ictère par rétention totale, absolue, les matières fécales peuvent cependant être colorées;

dans ces cas, cela tient au mélange avec du sang. Les préparations mercurielles prises par la bouche peuvent entraîner la même erreur, due à la présence du sulfure vert de mercure (Gubler). Parfois, selon Osborne, cette coloration est due au mélange avec les matières fécales décolorées, de produits de sécrétion ictériques des glandes de l'intestin.

L'analyse chimique des matières fécales a été trop rarement pratiquée; Austin Flint fils a trouvé qu'elles ne contiennent pas de stercorine, celle-ci étant une matière dérivée de la cholestérine; d'après le même, jamais la cholestérine en nature ne se trouverait dans les selles normales, où toujours elle se trouve à l'état de stercorine. Mais Hoppe-Seyler a montré que la stercorine n'est qu'une cholestérine impure et qu'en réalité la cholestérine se trouve en notable proportion dans les matières fécales des mammifères et de l'homme.

La graisse se trouve en abondance dans les selles des ictériques; parfois elle constitue une véritable stéarrhée. Celle-ci serait surtout prononcée dans les lésions communes au canal cholédoque et au canal de Wirsung (cancer de la tête du pancréas).

Cependant, la stéarrhée existe aussi dans l'occlusion seule du canal cholédoque, preuve de l'utilité de la bile dans l'absorption des matières grasses. R. Bright est l'un des premiers qui aient appelé l'attention sur ce symptôme intéressant.

On voit que, alors même que les phénomènes ictériques demeurent immuables, l'examen des matières fécales permet de se rendre un certain compte de ce qui se passe dans l'appareil biliaire.

Il n'est pas nécessaire d'insister sur l'utilité, dans le cas de calculs biliaires, de guetter le passage de calculs ou de concrétions. Celles-ci se montrent sous forme de ce qu'on a appelé *gravelle biliaire,* c'est-à-dire de grains noirs, assez semblables à du tabac à priser, grossièrement râpé, ou bien de fragments plus considérables, noirs, amorphes, et de consistance très-variable. Mais ceci ne se montre jamais avec des matières entièrement décolorées.

C'est encore dans les cas de ce genre que l'on peut voir survenir un flux de bile. Mais ce fait est très-rare dans les ictères continus et de longue durée.

Troubles de la circulation.—M. le professeur Bouillaud, le premier, a insisté sur le ralentissement du pouls dans l'ictère. « Aucune réaction fébrile notable, dit-il, ne paraît être l'effet d'une phlegmasie bornée aux organes excréteurs de la bile. On se tromperait beaucoup si on croyait que la présence de la bile dans le sang, lorsque survient l'ictère, occasionne pour son propre compte la moindre excitation fébrile, comme on aurait pu l'induire de la doctrine de Stoll, sur les phlegmasies produites par la bile que le sang transporterait dans certains organes pour y être déposée. Nous avons été frappé, en effet, depuis une dizaine d'années, d'un phénomène assez curieux, et qui est en opposition manifeste avec certaines idées : c'est que généralement dans les *ictères purs*, le pouls offre une lenteur remarquable ; il tombe de 72 à 60, 50 et même 40 pulsations par minute.» (*Nosographie médicale.*)

Dans un cas, Frerichs n'a compté que 28, et dans un autre que 21 pulsations. Ce ralentissement persiste plus ou moins longtemps, suivant que la maladie reste apyrétique ou devient fébrile. Dans ce dernier cas, au ralentissement du pouls succède une accélération moins grande que d'habitude.

Le ralentissement du pouls n'est cependant pas un phénomène constant de l'ictère; on rencontre des cas dans lesquels il manque pendant toute la durée de la maladie. Toutes les fois que dans l'ictère le pouls est ralenti, ce ralentissement est dû à la présence, dans le sang, des acides biliaires (expérience de Röhrig, de MM. Feltz et Ritter, etc.). Tout ictère avec ralentissement du pouls est donc un ictère vrai, *biliphéique*. C'est dans l'ictère *hemaphéique* que ce ralentissement fait défaut. (Gubler.)

Outre le ralentissement, le pouls offre d'autres modifications dans l'ictère : tantôt il est dur et résistant, d'autres fois petit et dépressible. Au tracé sphygmographique, il présente une ligne d'ascension d'une grande obliquité, d'une faible hauteur, une ligne de descente très-longue, avec polychrotisme accusé. M. le professeur Marey conclut de ces particularités du tracé à une augmentation de la tension artérielle. Récemment M. Kleinpeter (*Du pouls dans l'ictère simple*, thèse de Nancy 1874) a recueilli des tracés sphygmographiques qu'il interprète dans le même sens que M. Marey et qui, pour lui, indiquent une augmentation de la pression artérielle. Cependant, il est des cas où la tension est diminuée, et les tracés recueillis par Lorain offrent les caractères d'une faible tension vasculaire.

L'ictère détermine quelquefois la production d'un *bruit de souffle* cardiaque, sur lequel M. L. Gangolphe a récemment publié une thèse intéressante (1). Pour lui, ce bruit de souffle a son maximum d'intensité à la pointe du cœur, dans le cinquième espace intercostal au-dessous et en dedans du mamelon. Ce souffle est le plus souvent doux; quand il est fort, il peut se prolonger vers l'aisselle. Il serait symptomatique d'une insuffisance mitrale, sans lésions organiques et purement temporaire ; il se distingue du souffle des insuffisances organiques en ce qu'il offre

(1) *Du bruit de souffle mitral dans l'ictère*, thèse de Paris, 1875.

des intermittences et qu'il ne persiste pas après la maladie qui lui a donné naissance.

Le ralentissement des mouvements du cœur favorise l'apparition du souffle cardiaque, et souvent dans le cours d'un ictère, on ne le voit apparaître qu'au moment où le cœur ralentit ses battements.

Le souffle de l'ictère diffère du souffle anémique en ce qu'il diminue et cesse quand une accélération fébrile survient, tandis que le souffle anémique persiste dans les mêmes circonstances.

En résumé, d'après M. Gangolphe, le souffle cardiaque des ictériques doit être attribué à une insuffisance mitrale fonctionnelle.

Telle n'est pas la manière de voir de M. le professeur Potain, qui, depuis longtemps, a observé le souffle ictérique.

L'observation suivante que notre ami M. le Dr Homolle a mise à notre disposition avec les notes d'une leçon clinique de M. Potain, nous permet de reproduire les opinions, encore inédites, de l'éminent professeur.

Ictère chronique. Cancer de la tête du pancréas. Stase biliaire avec dilatation et suppuration des voies biliaires. Stase pancréatique avec dilatation canaliculaire et abcès. Dilatation cardiaque. Souffle systolique. Insuffisance tricuspide.

D..., homme bien constitué, qui a conservé une bonne santé jusqu'à l'âge de 61 ans; habituellement sobre, n'a pas eu la syphilis, pas de fièvres intermittentes. Il se souvient avoir eu un ictère à 16 ans; il a eu des hémorrhoïdes entre 25 et 30 ans.

Deux mois avant d'entrer à l'hôpital, tourmenté par des soucis d'affaires, il fait une longue course et se refroidit sur l'impériale d'un omnibus; c'est le premier et d'après lui le seul accident dont il ait à se plaindre, car son appétit est resté bon, il est même augmenté.

L'ictère a persisté à un degré moyen; les selles sont décolorées, les urines très foncées. Le malade souffre de démangeaisons excessives, surtout aux membres inférieurs, il se gratte avec fureur et les jambes sont couvertes d'ecthyma, de prurigo avec des traînées de ymphangite et de l'œdème.

Le foie est volumineux et mesure 17 centimètres et demi dans la ligne mammaire, 14 centimètres à l'épigastre.

Au cœur on entend un souffle nettement systolique, grave, ronflant qui se perçoit dans le 5me espace au-dessous et dans la verticale du mamelon. Le deuxième bruit pulmonaire dans le 2me espace intercostal, à droite du sternum, est fortement accentué. Le cœur est gros, l'aire de la matité absolue mesure 5 centimètres en tous sens, la matité totale donne, pour le bord droit 16 et pour la hauteur au bord gauche du sternum, 12 centimètres. Le bruit anormal s'entend dans la partie découverte du cœur; il disparaît presque complétement quand le malade est assis. Ce dernier caractère qui appartient surtout à certains bruits extracardiaques, s'observe aussi dans l'insuffisance auriculo-ventriculaire droite.

L'appréciation exacte de la valeur de ce souffle est d'autant plus difficile qu'il n'y a pas de pouls veineux vrai; les battements qu'on voit au cou sont, comme le tracé le démontre, les ondulations normales et non la pulsation de l'ondée triscuspidienne rétrograde. Mais s'il est certain que l'insuffisance triscuspide existe quand les veines présentent les battements caractéristiques, on ne peut pas affirmer qu'elle fait défaut quand la régurgitation manque. On sent un soulèvement très peu accusé au niveau de l'hypocondre droit, mais en raison de la faiblesse du choc de la pointe, il paraît difficile d'attribuer le soulèvement hépatique à l'impulsion cardiaque propagée.

Février. — L'ictère diminue. Le foie mesure 18 centimètres dans la ligne mammaire, 15 à l'épigastre.

Le cœur a diminué de volume; ses deux dimensions (le long du bord droit et au bord gauche du sternum) sont égales, 13 centimètres. Le pouls est lent : 48-52.

Les ondulations jugulaires ont disparu.

Les caractères du souffle sont incertains et se rapportent à ceux de bruits extracardiaques.

Le malade continue à manger beaucoup, jusqu'à cinq et six portions. Cependant l'urine ne renferme pas beaucoup d'urée (11 grammes par litre; la quantité totale varie de 1,200 à 2,000); il y a quelques décigrammes d'albumine.

15. — Léger écoulement hémorrhoïdaire.

24 *février.* — Le malade accuse de vives douleurs dans la région

de l'ombilic ; il a des nausées ; l'appétit diminue subitement; les traits s'altèrent d'une façon manifeste.

25. — La douleur, moins vive, se réveille par la pression dans le flanc droit au voisinage de l'ombilic.

26. — L'ictère augmente. Régime lacté.

27. — Douleur persistante. Affaissement cérébral, un peu de divagation.

28. — A peine 600 grammes d'urine renfermant en tout 12 gr. 6 d'urée.

2 *Mars*. Subdélire, insomnie, oppression — Rétention d'urine.

3 *Mars*. Mort. P 108 ; T 38°.

Autopsie. Cœur. — Les valvules sont suffisantes, mais l'orifice auriculo-ventriculaire est dilaté et ses valvules deviennent insuffisantes pour peu qu'on ne soutienne pas la pointe du cœur droit pendant qu'on le presse pour l'essai des valvules.

La circonférence de l'orifice auriculo-ventriculaire droit est de 12 cent. 1/2, la hauteur des valves est de 1 cent. 1/2 et 2 cent. 1/2. La longueur des 2 valves est donc à peine égale au diamètre de l'orifice; l'occlusion devait donc être incomplète pour peu que la dilatation ventriculaire éloignât le point d'attache des tendons valvulaires. Leur bord libre est légèrement épaissi et gonflé par imbibition. La circonférence de l'orifice mitral est de 11 centimètres ; la hauteur des valves de 2 cent. 1/2 et 1 cent. 1/2. Il y a de même épaississement et imbibition du bord libre.

Orifice pulmonaire : circonférence = 8 cent. 1/2.

Orifice aortique : circonférence = 8 centimètres: Léger degré d'athérome valvulaire.

La face interne de l'aorte présente plusieurs plaques d'athérome.

Le *foie* pèse 1,830 grammes. Il renferme de nombreux abcès miliaires (angiocholite suppurée). Le canal cholédoque, les canaux hépatique et cystique sont considérablement dilatés. Il n'y a cependant pas d'oblitération du canal cholédoque, mais son orifice intestinal devait être comprimé par une petite tumeur située au niveau de l'ampoule de Vater. C'est un bourrelet saillant de 12 à 15 millimètres sur 10, d'une substance blanche un peu molle, d'aspect encéphaloïde ; cette petite masse néoplasique est distincte du cancer primitif qui siége au niveau de la tête du pancréas. La présence de la tumeur avait déterminé, outre la stase biliaire, une rétention du fluide pancréatique avec dilatation considérable des conduits glandulaires et formation d'abcès dans un point de la glande.

Cette action sur le cœur est-elle spéciale à l'ictère ou n'est-elle qu'un cas particulier d'un phénomène beaucoup plus général impliquant une relation pathogénique entre un groupe d'affections hépatiques et certains troubles cardiaques ? Telles sont les points sur lesquels M. Potain fait porter la discussion.

M. Potain est disposé à croire, sans que le fait soit encore absolument démontré, que certains troubles des fonctions hépatiques, encore mal déterminés dans leur nature, s'accompagnent de troubles circulatoires, au même titre (mais d'une manière différente) que certaines affections rénales entraînent secondairement des troubles de circulation et l'hypertrophie du cœur.

Voici les faits qu'il invoque : chez un certain nombre de malades qui présentent des troubles circulatoires et un gros foie, les commémoratifs semblent indiquer que les désordres cardiaques sont survenus secondairement, et ils ne font connaître aucune des causes classiques des affections du cœur.

L'examen de l'appareil circulatoire fait en outre reconnaître qu'il ne s'agit pas d'une affection vulgaire, mais d'une maladie cardiaque à part, caractérisée de la manière suivante : D'après quelques faits, M. Potain admet que, dans le cours de l'ictère, surtout chronique, le cœur est augmenté de volume; mais cette augmentation porte surtout, sinon exclusivement, sur le cœur droit et semble constituée plutôt encore par la dilatation des cavités droites que par une véritable hypertrophie. Les signes sont :

L'augmentation des dimensions transversales du cœur avec déviation de la pointe en dehors, sans abaissement ;

Un éclat particulier, une accentuation notable du 2e bruit normal dans le 2e espace intercostal à gauche du sternum, c'est-à-dire au niveau du foyer d'auscultation de l'artère pulmonaire;

L'apparition d'un bruit anormal sourd qui se place dans le grand silence un peu avant le premier bruit normal et le choc de la pointe, de sorte que l'adjonction de ce bruit constitue avec les deux claquements normaux un rhythme de galop (ou *redoublement* de 1er bruit, distinct des dédoublements normaux du 1er bruit).

Ce bruit de galop se distingue de celui qui accompagne l'hypertrophie du ventricule gauche en ce que la sensation tactile et les bruits qui le caractérisent se perçoivent surtout à l'épigastre et non au dessus de la pointe. Comme dans le bruit de galop des affections rénales, la sensation formée par le bruit anormal est autant tactile qu'auditive, et il arrive souvent qu'on peut la percevoir nettement au palper.

Chez quelques sujets, et d'une façon plus ou moins persistante, ou temporaire, la dilatation du cœur droit est telle que l'insuffisance tricuspide en est la conséquence.

Un dernier caractère des affections cardiaques qui semblent reconnaître pour origine un désordre primitif ou une lésion antécédente du foie est fourni par le pouls, qui est mou et dépressible, bien différent du pouls raide, dur, tendu, des affections cardiaques d'origine rénale.

Il y aurait donc un rapprochement et des distinctions à établir entre ces deux ordres d'affections cardiaques sans lésion valvulaire, suivant qu'elles dérivent ou semblent dériver d'une affection hépatique ou rénale.

Les affections rénales sont caractérisées par les phénomènes cardiaques suivants : Hypertrophie surtout du ventricule gauche ; pouls dur et tendu ; rhythme de galop dans la région de la pointe.

Les affections hépatiques sont caractérisées au contraire par : la dilatation du cœur droit avec hypertrophie ; un pouls mou, dépressible ; le rhythme de galop épigastrique.

De même que les affections rénales semblent agir primitivement sur le système capillaire général de la grande circulation, de même peut-être les affections hépatiques déterminent-elles par un mécanisme inexpliqué une augmentation de tension dans le système pulmonaire, d'où l'accentuation du 2e bruit pulmonal à gauche du sternum. Peut-être doit-on supposer que les matériaux de la bile jouent, par rapport à la circulation pulmonaire, le rôle d'agent excitant que les substances extractives et l'urée semblent avoir sur les capillaires généraux. (Potain.)

Fièvre intermittente hépatique. — Les états ictériques durables s'accompagnent souvent d'accès fébriles qui peuvent revêtir le type intermittent au point de faire penser à l'intoxication palustre et de donner même le change à des observateurs consommés, comme le prouve l'erreur commise et rapportée par Frerichs (*loc. cit.* p. 823).

Déjà, à la fin du siècle dernier, Sœmmering et Sénac avaient signalé l'existence de ces accès symptomatiques.

Bricheteau (*Clinique de l'hôpital Necker*), Fauconneau-Dufresne citent des cas de colique hépatique débutant par les trois stades de frisson, de chaleur et de sueur.

Monneret a particulièrement insisté sur ce qu'il appelle la fièvre rémittente hépatique. Il a constaté qu'elle était commune aux affections du parenchyme du foie et à l'angiocholite, qu'elle qu'en fût la cause.

Ces accès peuvent survenir ou bien au début d'une attaque de coliques hépatiques ou alterner avec ces coliques, ou enfin se montrer seuls surtout chez les vieillards, constituant alors l'unique accident déterminé par la lithiase. (Frerichs, Charcot, Magnin.)

L'accès de fièvre intermittente hépatique débute par un frisson parfois assez intense pour faire remuer le lit du malade, et pouvant durer deux ou trois heures ; les extrémités sont refroidies, parfois cyanosées. La température peut en même temps s'élever jusqu'à 40°.

A cette période succède un stade de chaleur pendant lequel le thermomètre continue à accuser une élévation qui dépasse même de quelques dixièmes les chiffres constatés pendant le frisson.

La période de chaleur est en général assez courte ; bientôt survient la sueur qui peut dans certains cas être véritablement profuse.

On voit que, si l'accès de fièvre hépatique était toujours semblable à la description que nous venons d'en donner, il serait bien difficile de le distinguer de l'accès palustre ; mais le type que nous venons de présenter peut n'être qu'ébauché.

Dans presque toutes les observations de fièvre hépatique calculeuse on voit que les malades se plaignent d'une douleur sourde occupant l'hypocondre droit, plus rarement l'épigastre. Cette douleur s'éveille et disparaît avec l'accès et est en général exaspérée par la pression ou la percussion de la région douloureuse.

De plus, on voit souvent survenir, quelque temps après l'accès fébrile, un ictère bien caractérisé ou une recrudescence de l'ictère déjà existant.

Mentionnons enfin un fait intéressant signalé par M. Regnard : c'est la diminution de l'excrétion de l'urée pendant les accès intermittents hépatiques. Dans le cas qu'il a observé, en mettant en regard la courbe de la température et celle de l'urée, on voit que les *maxima* de la première correspondent aux *minima* de la seconde. En outre, on a recherché dans l'urine la leucine et la tyrosine, et on en a constaté la présence. (*Société de Biologie 1873.*)

M. Charcot pense que ce caractère peut être considéré comme particulier aux accès de fièvre symptomatique d'une rétention biliaire avec altération des voies biliaires et du foie lui-même.

La fièvre hépatique peut revêtir des types variables ; le plus souvent elle est tierce ou quotidienne, mais l'heure des accès n'est pas absolument régulière, souvent ils avancent ou retardent, souvent même ils perdent toute régularité.

En outre, comme dans toutes les fièvres intermittentes symptomatiques, les accès sont plus souvent vespéraux que matutinaux. Il peut y avoir quelquefois, après trois ou quatre accès régulièrement espacés, une interruption d'une semaine ou plus, puis une nouvelle série d'accès. M. Magnin pense que c'est à des cas de cette nature qu'il faut rapporter quelques-unes des fièvres à type septane, octane, etc., décrits par les Anciens.

Cette fièvre hépatique se rencontre surtout dans la lithiase biliaire, aussi bien dans les cas de calculs intrahépatiques que dans ceux de calculs du canal cholédoque ; mais on peut les observer dans le cours de toutes les obstructions des voies biliaires, s'accompagnant de distension et d'angiocholite. Quant à la cause anatomique de cette fièvre, M. Charcot émet l'hypothèse qu'elle doit sa production à la résorption de la bile ou d'une partie des éléments de la bile plus ou moins altérée par les parois des voies biliaires enflammées ou ulcérées par un calcul. On peut donc comparer la fièvre par résorption biliaire à la fièvre par résorption urinaire, observée par les chirurgiens dans les cas où les voies de l'urine ont été longtemps distendues, et il se trouve de nombreux rapports entre ces deux intoxications.

Enfin, M. Charcot, à l'appui de son hypothèse invoque, la présence dans l'urine, de la leucine et de la tyrosine (Regnard) ; ces deux substances se retrouvent toujours, en effet, dans la bile altérée.

Altérations du sang. — L'altération du sang dans les maladies qui s'accompagnent d'ictère a été signalée il y a bien longtemps; cependant les connaissances que nous avons sur ce sujet ne sont pas très-approfondies.

Tout d'abord on doit faire une distinction entre les cas d'ictère simple et ceux où se sont montrés des accidents graves.

Le plus souvent on s'est borné à constater dans le sang la présence de la matière colorante de la bile. Saunders paraît être un des premiers qui ait démontré, dans ses recherches expérimentales sur l'ictère, que le sang des chiens auxquels on a lié le canal cholédoque contient la matière colorante de la bile. Chevreul a fait voir que la coloration orangée du sérum observée dans un cas de jaunisse chez l'homme était due au pigment biliaire. Lecanu et beaucoup d'auteurs depuis ont établi ces faits d'une manière irrécusable.

Depuis que Pettenkofer a indiqué la réaction des acides biliaires, et depuis surtout que Hoppe-Seyler a précisé le procédé de recherche de ces corps, beaucoup d'expérimentateurs se sont efforcés de découvrir les acides biliaires dans le sang des malades atteints de jaunisse. Les résultats sont assez contradictoires : Kühne, Huppert les ont trouvés dans le sang des animaux rendus ictériques et dans des cas d'atrophie jaune aiguë chez l'homme, mais leur présence dans le sang est moins bien établie dans les cas d'ictère simple, et si on ne peut pas nier absolument qu'ils aient été rencontrés, on peut dire que c'est là un fait rare. Cependant MM. Feltz et Ritter ont fait cette constatation, même dans l'ictère simple (Grollmund, *th. de Strasb.* 1869).

Pour trouver des analyses détaillées du sang dans l'ictère, il faut arriver jusqu'à Becquerel et Rodier. Dans leur livre de chimie pathologique, ils rapportent un certain nombre d'analyses de sang dans lesquelles ils établissent une distinction fondamentale entre les cas qu'ils ont étudiés. Dans une première série ils rangent ceux où le flux bilieux n'a pas été supprimé, où il n'y a pas eu de selles décolorées, mais seulement, comme ils le disent, une hypersécrétion biliaire. Une observation, dans ces circonstances, a montré qu'outre les altérations ordinaires aux phlegmasies, le sang présentait les particularités suivantes : diminution des matières grasses, légère augmentation de la cholestérine.

Dans une seconde observation à peu près semblable, si l'on en excepte la phlegmasie, le sang contenait un peu moins de globules, mais une grande quantité de cholestérine et de sels acides gras. La deuxième série se rapporte aux cas d'ictère simple ou compliqué avec rétention biliaire. Les analyses pratiquées 8 fois ont conduit aux conclusions suivantes : concentration dans le sang des matières grasses, en particulier de la cholestérine et des sels à acides gras ; coloration foncée du sérum.

Les globules avaient leur aspect normal, et ces auteurs ajoutent que les hématies et la fibrine sont en quantité normale, et même souvent élevée dans les cas d'ictère simple. Denis a confirmé ces résultats.

A ces analyses déjà anciennes, on peut en opposer de plus récentes, telles que celles de Gorup-Besanez qui a noté une diminution des globules, une augmentation de l'eau, avec un état normal des graisses et de la cholestérine. Frerichs a rencontré, au contraire, une forte proportion de matière grasse et de cholestérine, tandis que Kühne et Simon ont publié des analyses où ces substances n'étaient pas augmentées.

De l'analyse de ces résultats contradictoires, il semble ressortir que l'augmentation de la cholestérine et des graisses appartient surtout aux cas où l'ictère a été de longue durée. Ce serait aussi dans cette circonstance que le nombre des globules diminuerait. Budd, qui semble le premier avoir observé ce fait, l'attribue plutôt à la suppression des fonctions du foie et à des troubles digestifs qu'à l'action dissolvante des acides biliaires sur le globule. L'opinion de Budd est acceptée par Wickham Legg; elle paraît bien probable dans beaucoup de cas, non que l'on puisse nier l'action dissolvante des glycocolates et des taurocholates alcalins, mais parce qu'il est difficile d'admettre que ces sels se trouvent dans le sang en assez grande abondance pour produire cet effet. Cet argument est plein de valeur lorsqu'on se rappelle que la présence des acides biliaires dans le sang dans les cas d'ictère simple même prolongé, est rare.

La numération ces globules permet d'en constater la diminution souvent très-notable (au-dessous de 2 millions dans quelques numérations de Malassez).

En résumé, dans l'ictère simple chronique, les altérations principales du sang sont : l'augmentation des graisses et de la cholestérine, et la diminution des globules lorsque la jaunisse est de longue durée.

Dans les ictères qui s'accompagnent d'accidents graves, les altérations du sang *connues* sont de même nature que les précédentes, mais exagérées.

Les matières grasses, la cholestérine surtout atteignent des chiffres élevés. A. Flint fils a retiré jusqu'à 1,185 de cholestérine et 6,5 de matière grasse pour 1000 parties de sang. La présence des acides biliaires semble là moins douteuse et plusieurs auteurs les ont signalés; toutefois ils ne sont jamais en grande abondance.

Le globule sanguin est profondément atteint; comme dans l'empoisonnement par le phosphore et par l'arsenic, il est déchiqueté, et laisse échapper sa matière colorante qui se concrète souvent en cristaux, que l'on retrouve dans les organes vasculaires (Ritter). On a aussi insisté sur l'augmentation de la fibrine et sur l'apparition dans le sang en quantité notable de la leucine et de la tyrosine.

Urologie.—Chez les malades atteints d'ictère biliphéique, les urines présentent des caractères particuliers qui sont résumés par le nom d'urines bilieuses sous lequel on les désigne.

C'est, en effet, à la présence des matériaux de la bile en cette humeur que sont dues les modifications qu'on observe; celle qui frappe tout d'abord et qui permet au médecin de porter le diagnostic avant l'apparition de tout autre symptôme, c'est le changement de coloration. Au lieu d'avoir la teinte jaune ambrée normale, l'urine bilieuse est de couleur foncée jaune rougeâtre ou brunâtre, quelquefois même verdâtre. Elle présente comme un reflet métallique et un miroitement vert qui est surtout apparent sur les bords du vase qui la contient. C'est aux matières colorantes de la bile qu'est dû cet aspect caractéristique. Selon qu'elles sont plus ou moins abondantes, la teinte peut varier du rouge acajou au brun et même au brun noirâtre foncé comme dans ces cas, que pour cette raison, on a appelé ictères noirs. Ces urines moussent facilement quand on les agite.

La *quantité* d'urine rendue en 24 heures est très variable; nous ferons d'abord remarquer que dans la plupart des cas où la quantité d'urine a été notée, les boissons ingérées n'ont pas été mesurées; c'est ce qui enlève une partie de leur valeur aux chiffres donnés par Becquerel. Des observations de Vogel(1), de Kölliker, de Müller (2), de Julius

(1) Vogel, *Zeitschrift f. rat. med.*, 1854, vol. IV (nouvelle série), p. 391.

(2) *Verdhandlungen der phys. méd. Wissenchaft in Wurzburg*, 1856, vol. VI, p. 497.

Jacob (1), de Leyden (2), de Wickham Legg, de M. Valmont il ressort que la quantité d'urine varie dans des limites très-étendues. Bien qu'il soit difficile de poser une affirmation, il semble que la quantité d'urine est surtout diminuée lorsque les malades atteints de jaunisse sont sous le coup d'un état fébrile, qu'elle est normale ou légèrement augmentée dans les cas où la température n'est pas élevée.

Mais ces conclusions n'ont rien d'absolu, comme le montrent deux autres observations de Leyden, dans lesquelles un flux abondant d'urine coïncida avec une température élevée (3). Dans les ictères qui s'accompagnent d'accidents graves, on a remarqué que l'urine devenait le plus souvent rare et quelquefois même presque nulle, comme dans le cas publié par Devay (4) où l'urine fut supprimée trois jours avant la mort.

Wickham Legg a vu que les chiens auxquels on a lié les canaux biliaires éliminent beaucoup plus d'urine (5); Feltz et Ritter ont observé qu'après l'injection de bilirubine dans les veines, la quantité d'urine était considérablement augmentée (6).

Tout ce que nous avons à dire sur la *densité* c'est qu'elle est, en général, en raison inverse de la quantité, sauf dans les cas d'élimination exagérée de matières azotées dont nous parlerons plus tard.

La *réaction* de l'urine ictérique comme celle de l'urine normale est le plus souvent acide; la présence des

(1) *Arch. f. path. Anat.*, 1877, vol. CX, p. 391.

(2) Leyden. *Beiträge zur Path. des Icterus*, Berlin, 1866, p. 205.

(3) Leyden, *ibid.*, p. 114 et 184.

(4) Devay. *Gaz. médicale de Paris*, 1843, p. 263.

(5) *Méd. chir. Trans.*, 1876, tome VI.

(6) Feltz et Ritter. *Journ. de l'anat. et de la phys.* de Robin, 1875, t. XI, p. 156.

matériaux de la bile n'empêche pas la fermentation ammoniacale de se produire lorsque l'urine est abandonnée pendant quelque temps ; elle prend alors une teinte verte sous l'influence de l'alcali.

Dans ces derniers temps on s'est beaucoup occupé de la recherche de la quantité d'*urée* contenue dans les urines ictériques. D'après la théorie de Meissner le foie jouerait un grand rôle dans la formation de l'urée; il était donc naturel de penser que cette substance serait diminuée chaque fois que les fonctions de cet organe sont altérées ou supprimées. On a, en effet, publié des analyses dans des cas de cancer et de cirrhose du foie, où l'urée était en très-petite quantité dans l'urine.

M. Brouardel, dans son remarquable travail basé sur un nombre considérable d'analyses, est arrivé aux conclusions suivantes : Le foie prend une grande part dans la formation de l'urée ; toutes les fois qu'il y a congestion active du foie, augmentation de son activité fonctionnelle, la quantité d'urée augmente ; ceci se rencontre dans l'ictère simple, au début de la cirrhose, et il y a de nombreux cas où 35 à 40 grammes d'urée étaient éliminés en 24 heures (1). M. Bouchardat a même cité un cas d'ictère où les matières solides dans l'urine atteignaient le chiffre énorme de 220gr87, sur lesquels il y avait 133gr18 d'urée. Lorsqu'au contraire le foie est très-altéré, comme dans la période atrophique de la cirrhose, la quantité d'urée éliminée devient très-faible; malheureusement, tous les faits sont loin de se prêter à une division dichotomique aussi simple ; dans bon nombre de lésions profondes du foie, l'urée a été trouvée en quantité normale et même exagérée dans les urines.

(1) Rappelons le cas remarquable observé par M. Bouchard: un ictère peudo-grave se jugea par une véritable crise urinaire (polyurie avec 43 grammes d'urée dans les 24 heures). (*Gaz hebd.* 1877.)

M. Valmont, dans un mémoire inédit, a montré que dans un cas de cirrhose atrophique le même malade rendait successivement 13 gr. et 35 gr. dans les 24 heures, suivant qu'il mangeait 2 ou 4 portions. On voit donc quelle est la complexité du problème, surtout si l'on se place au point de vue général des symptômes ictère, et il nous faut conclure, comme Wickham Legg, que dans l'ictère, l'urée peut être diminuée, rester normale ou subir une augmentation, sans qu'il soit toujours possible de se rendre compte de ces variations (1).

Quant aux *chlorures,* ils semblent être en rapport avec la quantité d'urine, et varier le plus souvent dans le même sens que l'urée.

L'albumine, d'après Wickham Legg, se rencontre dans l'urine ictérique, mais le plus souvent en très-petite quantité.

Quant au sucre, d'après les relations que l'on connaît entre sa production et les fonctions du foie, il était probable que sa présence devait être tout à fait rare. C'est ce que W. Legg a observé ; il rappelle un certain nombre de cas où le sucre disparut de l'urine des diabétiques au moment où ceux-ci devinrent ictériques. Cependant nous aurons à mentionner des observations intéressantes de coïncidence d'ictère chronique et de diabète sucré.

Les données que nous possédons sur l'élimination de l'acide urique dans l'ictère sont fort incomplètes ; sa proportion semble augmenter quand l'urée diminue.

Recherche des éléments de la bile dans les urines.

Le réactif de Gmelin, acide nitrique légèrement nitreux, est le plus sensible et le plus sûr de tous les réactifs des matières colorantes biliaires. Voici la manière ordinaire de l'employer : Dans un

(1) Voyez plus haut, page 43.

verre à expérience, aux deux tiers rempli d'urine à essayer, on verse lentement de l'acide nitrique légèrement nitreux, en le faisant couler le long des parois. L'acide se rassemble au fond du vase, et il est surnagé par l'urine. Si l'addition du réactif a été faite avec soin, ces deux liquides sont nettement séparés. Au point de contact, on voit apparaître une teinte rougeâtre dans le cas d'une urine ordinaire, et une zone verte dans celui d'une urine bilieuse. En même temps que la zone verte s'étend et pâlit, il se produit une succession d'anneaux colorés bleu, violet, rouge, qui se succèdent de bas en haut. Les dernières colorations peuvent manquer, mais on ne sera jamais autorisé à conclure à l'existence du pigment biliaire dans l'urine, si on n'a pas nettement distingué la teinte verte.

Ce jeu de couleur est dû à des oxydations successives du pigment biliaire.

On a proposé des modifications à la réaction de Gmelin.

Brucke conseille d'employer un mélange à parties égales d'acide nitrique pur et d'acide sulfurique, et d'opérer dans un tube effilé à la partie inférieure. On verse de l'acide dans le tube de façon que la partie effilée ne soit pas tout à fait remplie, et on introduit l'urine au moyen d'une pipette en la faisant couler le long de la paroi du tube. Au point de contact, se montrent les anneaux colorés caractéristiques, mais grâce à ce dispositif, ils sont plus étendus et plus brillants.

Vitali recommande d'ajouter à l'urine une solution d'azotite de potasse, et de verser ensuite un peu d'acide sulfurique; l'apparition d'une coloration verte indiquera la présence des pigments biliaires.

Fleischl (*Chem. Centr.*, 1875, 568), au lieu de mélanger comme Brücke l'acide nitrique et l'acide sulfurique, opère de la manière suivante : Dans un tube à essai, on met un peu d'acide sulfurique et on verse au-dessus avec les précautions déjà indiquées l'urine dans laquelle on a fait dissoudre un peu de nitrate de soude. Les zones colorées se forment au contact des deux liquides; elles seraient, d'après l'auteur, plus nettes et plus persistantes que par tout autre procédé.

La présence de l'albumine dans l'urine n'est pas un obstacle à la production de la réaction de Gmelin. Au contraire elle lui donne plus d'éclat, car l'albumine se teint des couleurs caractéristiques et les fait paraître plus nettement.

Maréchal a employé la teinture d'iode comme réactif du pigment biliaire ; quelques gouttes de teinture d'iode dans de l'urine ictérique lui donnent une teinte verte émeraude. Il n'y a aucun avantage à employer ce réactif, qui est moins sensible que celui de Gmelin.

Récemment, M. Constantin Paul a proposé le violet de Paris comme réactif très-sensible des urines biliaires.

M. le professeur Gubler a montré que, après l'ingestion de la rhubarbe, de la santonine et de l'acide phénique, les urines donnent, avec le violet de méthylaniline, la même réaction que l'urine biliaire.

Enfin lorsque le pigment biliaire est en très-petite quantité dans l'urine, on acidule celle-ci légèrement avec l'acide chlorhydrique et on l'agite avec du chloroforme dans un flacon. Le chloroforme dissout la bilirubine et lorsqu'il est rassemblé au fond du vase, on décante l'urine, on introduit le chloroforme dans un tube, et on l'essaye comme dans le procédé de Brücke. Le chloroforme étant plus lourd que l'acide, les zones se produisent de haut en bas.

Lewin a indiqué le procédé suivant pour les cas où le pigment serait si peu abondant que l'acide nitrique ne donnerait pas de réaction appréciable. On refroidit l'urine avec de la glace pendant quelques temps; il se forme alors un dépôt d'urates qui est recueilli sur un filtre et lavé. Ce précipité est dissous dans l'eau chaude et la solution est essayée par l'acide nitrique à la manière ordinaire; la réaction de Gmelin se produit alors dans toute sa beauté. Les urates en se précipitant ont entraîné la matière colorante biliaire qui s'est alors trouvée condensée sous un petit volume.

Dans les cas délicats il faudra opérer sur de grandes quantités d'urine.

Une cause d'erreur qu'il faut soigneusement éviter consiste à mettre en contact une solution alcoolique de pigment avec l'acide nitrique. Dans ces circonstances il se produit de l'acide hypoazotique qui, en présence de l'alcool, peut donner des jeux de teintes analogues à celles que l'on obtient avec le pigment biliaire.

La recherche des acides biliaires dans l'urine est autrement délicate que celle du pigment ; elle constitue une véritable manipulation chimique quand on emploie le procédé si rigoureux de Hoppe-Seyler.

La réaction de Pettenkofer qui caractérise les acides biliaires, se fait de la manière suivante. Dans un tube contenant la solution à éprouver, on ajoute quelques gouttes d'une solution de sucre de canne, puis on fait tomber goutte à goutte de l'acide sulfurique concentré jusqu'à ce que le mélange atteigne la température de 50° à 60°. S'il y a des acides biliaires, on voit se développer une coloration rouge qui passe à une teinte pourpre magnifique. Pour que la réaction réussisse bien, il ne faut pas ajouter trop de sucre, ni dépasser une température de 50° à 60°.

Ce liquide coloré, dilué dans l'eau, présente un spectre d'absorption spécial.

Neukomm a modifié le procédé de Pettenkofer; il évapore dans une capsule de porcelaine, la solution aqueuse des sels biliaires; quand il ne reste plus que quelques gouttes il ajoute une trace d'une solution de sucre (une goutte d'une solution contenant 1 de sucre et 4 d'eau) et quelques gouttes d'acide sulfurique étendu de 4 fois son volume d'eau. Il évapore ensuite doucement sur une lampe à alcool et bientôt se montre la teinte violet-pourpre caractéristique. Pour que ce procédé réussisse bien, il faut que l'acide sulfurique soit privé d'acide sulfureux.

D'après Strassburg (*Arch. f. ges. Phys*, 1871, *vol.* IV, *p.* 461), on plonge dans l'urine à essayer additionnée d'un peu de sucre, un morceau de papier à filtrer, le papier est séché et on dépose à son centre une goutte d'acide sulfurique concentré; il se forme autour de la goutte d'acide un beau cercle violet.

C'est là un moyen utile sans doute dans quelques cas, mais infidèle. Le procédé de Hoppe devra être employé dans les recherches sérieuses.

Quant à appliquer directement la réaction de Pettenkofer à l'urine, il ne faut pas y songer, on n'aurait que des résultats sans valeur. Dans certaines urines, sans addition de sucre, l'acide sulfurique produit une coloration rouge qu'un œil inexpérimenté pourrait confondre avec la teinte pourpre caractéristique. Cette erreur est surtout fréquente avec les urines albumineuses. D'ailleurs, l'albumine et l'acide oléique traités par le réactif de Pettenkofer donnent une coloration semblable à celle des acides biliaires.

Les caractères chimiques des urines *hémaphéiques* ont déjà été exposés plus haut. (Voy. p. 32 et suiv.)

Lésions des reins dans l'ictère chronique. — Les lésions du rein dans l'ictère chronique ont été décrites par Frerichs dans son *Traité classique des maladies du foie*.

D'après cet auteur, dans les formes chroniques et intenses de l'ictère, on trouve dans les reins des changements très-nets de coloration. Ils prennent une couleur vert olive ; on voit à leur surface quelques canalicules urinifères flexueux d'une couleur foncée ; dans les pyramides, à côté de tubes bruns ou d'un vert d'herbe, on en trouve d'autres qui sont entièrement noirs. Un examen attentif fait découvrir dans les canalicules moins colorés une teinte verdâtre ou brune; cette teinte recouvre également l'épithélium, dont les cellules ont très-souvent subi la dégénérescence graisseuse.

L'urine renferme des débris d'épithélium dans les cas d'ictère chronique lié à un obstacle au cours de la bile (Frerichs, Lécorché). Dans l'ictère dit typhoïde, elle contient, outre l'albumine, des cylindres épithéliaux granuleux et même graisseux. (Gubler.)

Les lésions du rein dans l'ictère chronique ont encore été étudiées par Lebert, Budd, Johnson, Virchow, Cornil, qui se sont surtout attachés à décrire la dégénérescence graisseuse de l'organe jointe à la pigmentation.

M. Cornil, Rosenstein et plus récemment Nothnagel, ont signalé ce fait intéressant de la présence, dans l'urine ictérique, de cylindres plus ou moins pigmentés, sans trace d'albuminurie.

Dernièrement, un auteur allemand, le Dr Julius Möbius (1) a repris la question et a publié une étude où il réunit un certain nombre de cas, tant expérimentaux que cliniques. D'après ce médecin, le dépôt dans le rein de la matière colorante de la bile se forme beaucoup plus rapidement que la dégénérescence graisseuse ; et si l'ictère a duré quelques mois, ce sont les vaisseaux lymphatiques qui sont remplis des corpuscules colorés. Puis, plus tard, survient la dégénérescence, qui, d'après les expériences de

(1) *Arch. der Heilkunde*, 1er cahier, année 1877, p. 83. *Des reins dans l'ictère.*

Möbius, serait produite par l'action des acides biliaires sur l'épithélium rénal.

Ces lésions du rein sont le résultat de l'ictère; mais à leur tour elles peuvent réagir sur l'affection qui leur a donné naissance et par la rétention des substances nuisibles (leucine, tyrosine) accumulées dans le sang, provoquer l'apparition de l'ictère grave.

C'est là, en effet, sinon l'unique mode, du moins l'un des modes les plus fréquents de production de ce syndrome; les faits de Frerichs, de M. Vulpian, de M. Bouchard, l'établissent avec netteté et récemment, M. Decaudin, dans un travail intéressant, a apporté de nouveaux arguments à l'appui de cette opinion (1).

Marche. Terminaison. — Quelle que soit la cause qui ait déterminé l'ictère, lorsque celui-ci est devenu chronique, il imprime à l'organisme tout entier un aspect caractéristique qu'Arétée avait déjà parfaitement dépeint.

« Les individus atteints de l'ictère noir, ont un teint mêlé d'un vert noirâtre; ils sont pris de frissons et deviennent excessivement faibles; ils cèdent facilement à l'indolence et à la paresse, et éprouvent un grand abattement d'esprit..... Ils ont le goût amer, la respiration pénible; leur ventre est le siége d'une sensation mordicante; les digestions alvines sont porracées, noirâtres, sèches, expulsées avec peine; les urines saturées d'une certaine coloration tirant sur le noir. Ils refusent de prendre de la nourriture, pour laquelle ils n'ont que du dégoût. Les moindres veilles les accablent, ils ont l'esprit abattu et mélancolique. »

Faire passer sous les yeux du lecteur tous les types

(1) *Concomitance des maladies du foie et des reins, et, en particulier, des reins dans l'ictère.* Paris, 1878.

divers que peut affecter l'ictère, serait une entreprise vaste autant que difficile ; le tableau classique d'Arétée comporterait aisément des traits plus sombres encore, et, d'autre part, il pourrait être taxé d'exagération à l'endroit de certains ictères chroniques qui, en réalité, ne diffèrent de l'ictère simple que par cette seule notion de la durée. On pourrait presque répéter, pour l'ictère chronique, ce que Trousseau disait de l'ictère en général : « Il est l'expression d'états multiples compatibles avec la santé ou fatalement mortels. »

Murchison formule très-bien le problème qui nous a été implicitement posé : *It is a matter for inquiry, how long a person can live with obstruction of the common bile-duct;* il assigne un peu arbitrairement à 8 mois la période au bout de laquelle apparaîtraient les hémorrhagies intestinales et les symptômes cérébraux.

Budd cite un cas de jaunisse par occlusion du canal cholédoque remontant à 4 ans ; le sujet se trouvait dans un état relativement satisfaisant et était assez bien musclé.

Murchison cite un cas d'occlusion complète par lithiase, avec ictère et selles décolorées, où la guérison eut lieu au bout de six ans.

Combien de temps un homme peut-il vivre avec une occlusion complète du canal cholédoque? Tel est le titre d'une observation récemment publiée par J. Hertz (1).

Un homme âgé de 71 ans, bien portant jusqu'alors, présente, en juillet 1871, des selles abondantes, non diarrhéiques et argileuses ; plus tard, s'établit une sorte de fièvre intermittente survenant dans la soirée et s'étendant jusque dans la nuit ; elle résista à la quinine. En décembre, apparition d'un *ictère intense* qui se dissipa au bout de 6 jours. Différentes crises d'ictère passager se produisirent ainsi jus-

(1) *Wie lang kann ein Mensch leben bei völligem Verschluss der Gallenwege?* (*Berl. klin. Wochensch.*, 1876, nos 6 et 7).

qu'en octobre 1872 (pendant 1 an); à partir de ce moment, foie non tuméfié ni volumineux ; en dehors des moments d'ictère, l'urine ne contenait ni pigment, ni acides biliaires. Au printemps et en été de 1873, stéarrhée, qui se dissipa en automne. En décembre, l'ictère reparaît, mais peu durable. Mort le 31 avril 1874, d'une thrombose veineuse de la jambe.

A l'autopsie, le foie est dur, sillonné de dépressions à sa surface. La vésicule biliaire adhère au colon transverse. Le canal cholédoque est oblitéré par un calcul pyriforme, de 3 pouces de long, de 2 pouces 1/2 de circonférence, par des concrétions plus petites. La section du foie est jaune-ocre ; dilatation considérable des conduits biliaires.

Cet homme vécut donc pendant 3 ans avec des selles décolorées. Le fait intéressant de cette observation, c'est, malgré l'occlusion complète du canal cholédoque, l'apparition purement passagère de l'ictère. L'auteur l'explique par la diminution de la sécrétion biliaire dans le foie atrophié. Ce n'est que quand, pour une raison quelconque, le foie secrétait davantage, que l'ictère apparaissait.

L'ictère chronique, après avoir duré un temps variable, donne lieu, lorsqu'il ne se dissipe pas, à des accidents graves qui entraînent rapidement la mort et qui présentent la plus grande analogie, sinon une identité complète avec les accidents décrits sous le nom d'ictère grave.

Avec la destruction croissante des cellules du foie, les altérations du sang s'accusent de plus en plus ; la production de l'urée diminue ; la leucine, la tyrosine, d'autres matières insuffisamment élaborées s'y substituent et apparaissent dans le sang et dans les urines. Le filtre rénal à son tour se prend et empêche l'élimination de ces principes toxiques ; des pétéchies, des ecchymoses surviennent, précédées le plus souvent par des hémorrhagies par les muqueuses, des entérorrhagies, des hématémèses.

En même temps la fièvre s'allume, modérée en apparence comme température, et nullement en proportion avec la gravité extrême des symptômes : caractère propre de la malignité et que l'on retrouve, selon la loi formulée par M. Gubler, toutes les fois que dans le mouvement fébrile l'augmentation de l'urée ne s'effectue pas franchement et n'est pas dans un juste rapport avec le mouvement de désintégration organique. C'est alors que les phénomènes cérébraux éclatent, qui emportent le plus souvent les malades.

Fait remarquable, quand les choses prennent cette tournure funeste, il n'est pas rare de voir la jaunisse s'atténuer, quelquefois même disparaître complétement (ictère grave *sans ictère*, Frerichs, Jaccoud). La fonction biliaire, aussi bien que les autres fonctions du foie, est alors totalement suspendue.

La mort, cependant, n'arrive pas toujours ainsi ; dans beaucoup de cas, les sujets succombent aux progrès du marasme, avec ou sans infiltration ; d'autrefois ils sont emportés par une hémorrhagie, assez souvent par une maladie intercurrente.

Enfin, la mort peut résulter d'une complication liée à la cause même que produit l'ictère (perforation de la vésicule, hépatite suppurée, péritonite, etc.)

Il nous faudrait maintenant, pour être complet, retracer la symptomatologie de l'ictère *hémaphéique chronique*, dont le type est l'ictère saturnin. Mais la description générale de l'hémaphéisme faite plus haut nous dispensera d'entrer dans de nouveaux détails. Rappelons seulement qu'outre les réactions et les caractères défférentiels que révèle l'examen de l'urine, jamais, dans l'ictère hémaphéique, on ne constate ni les démangeaisons ni les troubles nerveux, ni la décoloration des matières fécales, ni le ralentissement du pouls propre à l'ictère vrai (1).

(1) Voyez l'intéressante thèse de M. Dreyfus-Brissac : *De l'Ictère hémaphéique au point de vue clinique.* Paris, 1878.

CHAPITRE IV.

DIAGNOSTIC.

Le diagnostic des ictères chroniques comprend : 1° le *diagnostic symptomatique* qui est très-facile et qui ne nous arrêtera pas longtemps; 2° le *diagnostic nosologique* et *pathogénique* qui présente souvent de grandes difficultés, car les maladies qui peuvent donner naissance à l'ictère chronique sont nombreuses; c'est à l'étude du diagnostic nosologique et pathogénique de l'ictère chronique que sera consacrée la plus grande partie de ce chapitre. La fréquence des ictères chroniques, l'importance d'un diagnostic exact des causes de l'ictère, au point de vue du pronostic et du traitement, donnent à cette question une grande importance pratique.

1° *Diagnostic symptomatique.* Il suffit d'un coup d'œil jeté sur un malade ictérique pour porter le diagnostic *d'ictère;* quant à la *chronicité* elle ressort de l'interrogatoire des malades.

La coloration ictérique de la peau pourrait être confondue à la rigueur avec un certain nombre de pigmentations anormales des téguments, mais les mélanodermies dont nous allons dire quelques mots ne donnent pas lieu à la teinte jaunâtre des muqueuses et en particulier des conjonctives qui caractérise l'ictère ; de plus elles ne s'accompagnent pas de la présence, dans les urines, des matières colorantes de la bile. Les conjonctives sont très-rarement épargnées chez les ictériques ; Frerichs dit n'avoir observé que deux exceptions chez des anémiques atteints d'ictères légers.

L'existence du tissu cellulo-adipeux sous la conjonctive donne lieu quelquefois à une teinte jaunâtre qui pourrait être confondue avec la coloration ictérique ; cette cause d'erreur est facile à éviter ; les petites masses graisseuses se limitent à certains points et par suite la teinte jaunâtre qu'elles produisent est bien circonscrite au lieu d'être diffuse comme dans l'ictère.

Les individus qui sont journellement exposés aux ardeurs du soleil présentent une teinte terreuse de la peau, au niveau des parties qui sont habituellement découvertes (face, cou, mains, avant-bras); cette pigmentation est très-remarquable chez les habitants des pays chauds; elle s'étend chez eux à toutes les parties du corps, mais la conjonctive et la sclérotique conservent leur blancheur normale qui est d'autant plus facilement appréciable qu'elle ressort sur le fond bistré de la face. Les mêmes remarques s'appliquent à la mélanodermie des malades atteints de cachexie palustre ; la teinte de la peau dépend à la fois de l'anémie profonde et des dépôts de pigment qui se font dans les cellules de la couche de Malpighi comme dans la plupart des tissus de l'économie. Une véritable coloration ictérique peut survenir chez ces malades sous l'influence des altérations du foie; les sclérotiques prennent alors une teinte jaunâtre et les urines se chargent de matière colorante.

La teinte jaune paille des cancéreux n'a qu'une analogie très-superficielle avec la teinte ictérique. Les sclérotiques conservent leur coloration normale et les urines ne renferment pas de matière colorante biliaire, sauf bien entendu dans les cas où le cancer, en se localisant sur le foie ou les voies biliaires, donne lieu à une rétention totale ou partielle de la bile.

La teinte bronzée de la maladie d'Addison est bien différente de la teinte ictérique ; la peau prend une coloration analogue à celle des mulâtres, les sclérotiques sont épargnées et les urines ne renferment pas de pigment biliaire.

Chez les saturnins on observe assez souvent une teinte jaune terreuse ou grisâtre et plombée de la peau qui est décrite à tort parfois sous le nom d'ictère saturnin ; la profession des malades (il s'agit en général de cérusiers, de peintres en bâtiment), l'existence d'autres symptômes du saturnisme, notamment du liséré ardoisé des gencives, ne laissent pas longtemps place au doute ; comme dans les cas précédents les conjonctives sont épargnées et il n'y a pas de matière colorante biliaire ni d'hémaphéine dans les urines. Il faut ajouter cependant que l'ictère véritable vient quelquefois compliquer les coliques saturnines (Tanquerel des Planches), et surtout que l'ictère hémaphéique est commun dans la cachexie saturnine (Gubler). En dehors de l'ictère, la teinte des saturnins provient du dépôt de plomb à la surface de la peau, de même que le liséré des gencives dépend du dépôt de sulfure de plomb dans la muqueuse gingivale; lorsque les malades prennent des bains sulfureux, la coloration de la peau devient de plus en plus foncée par suite de la formation de sulfure de plomb.

La teinte jaune verdâtre des chlorotiques diffère notablement de celle des ictériques; chez ces malades la peau a une transparence qui fait défaut chez les ictériques, les sclérotiques sont d'un blanc bleuâtre, les urines pâles ne renferment pas trace de pigment biliaire.

Il est inutile, croyons-nous, de parler de la cyanose, de la teinte brunâtre produite par le nitrate d'argent administré pendant longtempsà l'intérieur, des éphélides, etc.; le diagnostic différentiel avec l'ictère ne présente dans ces cas aucune difficulté.

2° *Diagnostic nosologique et pathogénique*. Etant donné un malade atteint d'ictère chronique, il s'agit de déterminer sous l'influence de quelle cause l'ictère a pris naissance et de dire quelle est la maladie dont l'ictère chronique est un des symptômes. Ce diagnostic différentiel doit se faire *par exclusion*; le clinicien passera en revue les différentes causes de l'ictère chronique en commençant naturellement par les plus fréquentes. On comprend que pour ce diagnostic les symptômes qui dépendent de la rétention biliaire elle-même n'ont que peu de valeur, des causes très différentes pouvant déterminer un même degré de rétention biliaire; la teinte ictérique très-foncée des téguments et la décoloration des fèces annonçant une interruption complète du cours de la bile ont cependant une certaine valeur au point de vue du diagnostic pathogénique; nous verrons qu'un certain nombre de maladies ne s'accompagnent jamais que d'un ictère léger.

C'est surtout dans les symptômes concomitants de l'ictère et dans la marche de la maladie qu'il faut chercher les éléments du diagnostic différentiel; on interrogera avec soin les malades sur le début des accidents, sur les maladies antérieures, sur les phénomènes morbides qui ont attiré leur attention; l'âge, l'état général, l'hérédité, les habitudes fourniront souvent des éléments précieux au diagnostic; enfin on procédera à l'examen des différents organes en commençant naturellement par le foie et les voies biliaires dont les maladies ou les lésions sont les causes presque constantes de l'ictère chronique. Après avoir recherché s'il existe de l'ascite, on palpera le ventre avec soin. Nous n'avons pas à indiquer ici les procédés pératoires qui facilitent la palpation de l'abdomen, non plus que la manière dont il faut s'y prendre pour percuter et mesurer le foie. Lorsque l'ascite est abondante il est impossible d'apprécier les altérations de forme ou de volume qu'a pu subir le foie. L'examen doit porter ensuite sur tous les autres organes, notamment sur l'estomac, sur l'intestin, sur la rate, sur les poumons (on examinera soigneusement la base du poumon droit en arrière).

Les maladies qui donnent lieu à l'ictère chronique sont, en commençant par celles qui s'accompagnent le plus souvent de ce symptôme :

a) La *lithiase biliaire.*

b) Le *cancer* du foie, des voies biliaires et de la tête du pancréas.

c) Les *cirrhoses* du foie, particulièrement la cirrhose hypertrophique dont l'ictère constitue un des symptômes fondamentaux.

d) Les *kystes hydatiques* simples et les *échinocoques multiloculaires.*

e) La *congestion* du foie active ou passive.

f) Les *adénomes* et les *abcès du foie,* la *compression* des voies biliaires par des organes voisins ou des tumeurs extrahépatiques, le *rétrécissement simple* des canaux biliaires.

g) La *syphilis* et la *dégénérescence amyloïde du foie.*

h) Les *parasites* autres que les échinocoques introduits dans les voies biliaires.

Nous consacrerons en dernier lieu un paragraphe au diagnostic de l'ictère hémaphéique.

a) *Lithiase biliaire.* En général le diagnostic de l'ictère chronique consécutif à la lithiase biliaire ne présente pas de grandes difficultés; les malades ont eu à diverses reprises des coliques hépatiques bien caractérisées par l'intensité et le siége des douleurs; l'ictère est survenu à la suite de ces accès et souvent la teinte ictérique a disparu plusieurs fois dans les intervalles des accès avant de devenir permanente. L'ictère consécutif à l'obstruction calculeuse des voies biliaires est presque toujours très-foncé ; à la longue la matière colorante accumulée dans la peau se transforme et devient verdâtre. Les malades peuvent quelquefois présenter au médecin des calculs qui ont été recueillis dans les fèces à différentes époques, ce qui lève tous les doutes; mais cette preuve matérielle fait souvent défaut, peu de malades consentant à se livrer à une recherche suivie et minutieuse des calculs biliaires.

Les concrétions s'accumulent parfois dans les voies biliaires sans provoquer de douleurs vives; l'absence de coliques hépatiques bien caractérisées n'est donc pas une raison suffisante pour exclure la rétention par lithiase.

Le volume du foie est normal ou légèrement augmenté. Il n'est pas rare qu'on puisse sentir la vésicule biliaire distendue par la bile et formant une tumeur globuleuse, fluctuante, au niveau de l'angle formé par les fausses côtes du côté droit et le bord externe du muscle grand droit du même côté ; la pression, souvent douloureuse sur ce point, provoque quelquefois une crépitation produite par des calculs biliaires qui frottent les uns sur les autres en se déplaçant,

La dilatation des canaux biliaires peut donner naissance aussi à des tumeurs fluctuantes siégeant en dehors de la région qui correspond à la vésicule (Bressy, thèse de Strasbourg 1867). Il peut s'établir des fistules biliaires.

L'existence d'accès de fièvre irréguliers est un bon signe de la lithiase biliaire; nous avons assez longuement insisté sur cette fièvre symptomatique de l'angiocholite calculeuse pour qu'il soit superflu d'y revenir.

L'ascite est très-rare dans le cours de la lithiase biliaire. Le Dr Husseneta cependant publié une observation d'oblitération calculeuse du canal cholédoque avec ascite. (*Revue médicale de l'Est*, 1876.)

L'état général des malades reste pendant longtemps satisfaisant.

Les conditions d'âge et de sexe doivent aussi entrer en ligne de compte, les calculs biliaires sont rares avant 30 ans, on ne les rencontre qu'exceptionnellement pendant l'enfance (Frerichs); les femmes présentent une prédisposition assez marquée ce qui tient probablement à leur vie sédentaire. Certains cas de lithiase biliaire avec augmentation notable du volume du foie ont une grande analogie avec la cirrhose hypertrophique. Nous reviendrons plus tard sur ce diagnostic différentiel qui peut présenter de très-grandes difficultés.

b) Cancer du foie, des voies biliaires et du pancréas.

L'ictère fait souvent défaut dans le *cancer du foie*; sur 91 cas de cancer du foie réunis par Frerichs, ce symptôme manquait 52 fois. L'ictère ne se développe que dans les cas où les marrons cancéreux compriment des canaux biliaires importants; il est très-rare que l'obstruction porte sur tous ces canaux; aussi l'ictère qui accompagne le cancer du foie est en général peu foncé, mais persistant.

Le principal caractère du cancer du foie consiste, comme on sait, dans l'existence de bosselures à la surface de l'organe hypertrophié; le bord du foie dépasse plus ou moins les fausses côtes, et par la palpation, il est facile de sentir les inégalités constituées par les marrons cancéreux. Quelques marrons cancéreux peuvent devenir fluctuants et même se vider au dehors en simulant un abcès du foie;

M. le Dr A. Laveran a observé un cas de ce genre qu'il a bien voulu nous communiquer.

Le cancer du foie est souvent secondaire; il faudra donc rechercher s'il n'y a pas de signes d'un cancer du rectum, de la vessie, de l'utérus, des ovaires ou de l'estomac.

L'absence de douleurs est la règle dans le cancer du foie ; à la période ultime, on voit souvent se développer de l'ascite qui est produite mécaniquement par compression des principales branches de la veine-porte, ou qui est la conséquence d'une véritable péritonite cancéreuse ; à l'autopsie on trouve le péritoine épaissi, injecté, recouvert de fausses membranes plus ou moins épaisses, et çà et là de petites tumeurs, inégales de forme et de volume analogues à des tubercules, mais constituées en réalité par du tissu cancéreux.

La marche rapide du cancer, la cachexie profonde dans laquelle il jette les malades qui en sont atteints, fournit un élément précieux au diagnostic; il est rare que la vie se prolonge au delà de six ou huit mois.

Le *cancer des voies biliaires* s'accompagne toujours d'ictère lorsqu'il envahit le canal cholédoque ; au contraire l'ictère fait défaut lorsque la vésicule biliaire est seule atteinte (Frerichs). Les tumeurs cancéreuses, en général peu volumineuses, situées le long du canal cholédoque, sont difficilement appréciables par la palpation, le foie n'est pas augmenté de volume; le diagnostic avec la rétention biliaire d'origine calculeuse est souvent difficile, d'autant plus que les deux maladies s'observent simultanément dans la plupart des cas, ainsi que nous l'avons déjà dit (Voyez *Pathogénie*). En général on pourra établir le diagnostic sur les données suivantes : les coliques hépatiques ont rarement la même intensité et la même persistance dans le cancer des voies biliaires que dans la lithiase biliaire proprement dite ; les calculs qui se forment en arrière de l'obstacle ont peu de tendance à s'engager dans les canaux biliaires ; on les trouve souvent à l'autopsie, enchatonnés dans la vésicule biliaire rétractée et transformée en un tissu squirrheux ; l'ictère consécutif au cancer des voies biliaires ne débute pas aussi brusquement que celui qui est la conséquence de l'obstruction calculeuse et lorsqu'il a commencé il s'accroît progressivement sans alternatives de mieux et de pire ; le cancer des voies biliaires se propage facilement au péritoine et s'accompagne souvent d'ascite ; enfin l'état général des cancéreux s'altère rapidement. Le cancer des voies biliaires détermine souvent, comme les calculs, une rétention complète et, par suite un ictère très-foncé avec décoloration des matières fécales.

Ce que nous venons de dire du cancer des voies biliaires s'applique à très-peu près au cancer de la tête du pancréas qui, lui aussi, donne lieu presque toujours à une obstruction du canal cholédoque ; l'obstruction porte en même temps sur le canal pancréatique ou de Wirsung et cette circonstance paraît exercer une influence notable sur l'activité de la fonction glycogénique.

Bright, Frerichs, Frison ont rapporté des faits dans lesquels l'altération de la tête du pancréas avait donné lieu en même temps à l'ictère et au diabète sucré. « J'ai été frappé, dit Frerichs, de la fréquence des maladies du pancréas dans le diabète ; sur 9 cas je trouvai l'atrophie et la dégénérescence graisseuse de cette glande 5 fois. » (P. 151 *op. cit.*) M. Lancereaux a cité récemment des faits qui paraissent confirmer la relation entrevue par Frerichs (*Bull. de l'Acad. de Méd.* 1877). On sait que Popper a proposé depuis longtemps une théorie pancréatique du diabète. Nous n'avons pas à insister ici sur ces faits intéressants ; la seule conclusion que nous voulions en tirer, c'est que dans les cas où l'on rencontre chez un malade de l'ictère chronique et un diabète sucré, il y a lieu de penser, même en l'absence de tumeur appréciable à la palpation, que l'on a affaire à une altération de la tête du pancréas. L'occlusion du canal pancréatique a en outre pour effet de rendre difficile la digestion des matières grasses, et de donner aux selles une apparence graisseuse caractéristique (stearrhée).

Le cancer du foie et des voies biliaires appartient à une période avancée de la vie, il a son maximum de fréquence de 40 à 60 ans; l'influence du sexe paraît nulle. L'hérédité exerce ici, comme pour toutes les variétés du cancer, une influence incontestable.

Le clinicien est obligé de confondre dans un même groupe les différentes variétés de cancer qui ont été trouvées dans les voies biliaires : carcinome encéphaloïde, squirrhe, carcinome colloïde ou mélanique, épithélioma à cellules cylindriques, car il n'a aucun moyen de distinguer ces différentes variétés au lit du malade, sauf dans les cas où les tumeurs du foie sont secondaires à des tumeurs externes qui ont pu être examinées.

c) *Cirrhoses du foie, cirrhose atrophique, cirrhose hypertrophique.* L'ictère peut manquer complétement dans la *cirrhose atrophique*, et lorsqu'il existe, il est en général peu marqué; la stase biliaire est limitée à quelques-uns des canalicules biliaires, la bile continue à être déversée dans l'intestin, bien qu'en plus faible quantité qu'à l'état normal. Le tissu fibreux de nouvelle formation qui n'entrave pas profondément la circulation biliaire met, au contraire, obstacle de très-bonne heure à la circulation du sang dans les ramifications hépatiques de la veine-porte et il en résulte une série de troubles morbides qui caractérisent parfaitement la cirrhose atrophique et qui permettent dans la plupart des cas de dire si la teinte ictérique présentée par un malade se rattache ou non à cette altération.

L'ascite est constante et précoce, on est souvent obligé de recourir à plusieurs reprises à la paracentèse de l'abdomen afin de soulager les malades ; les fonctions stomacales et intestinales sont troublées ; il existe de la dyspepsie ; les malades ont des alternatives de diarrhée et de constipation ; les veines sous-cutanées abdominales qui font partie, comme on sait, des veines-portes accessoires décrites par Sappey, se dilatent ainsi que les veines hémorrhoïdales et quelquefois les veines œsophagiennes. (Fauvel, Gubler.)

Le foie diminué de volume échappe à la palpation, mais la percussion permet de constater, quand l'ascite n'est pas trop abondante, une diminution de tous ses diamètres. En général l'abdomen est indolore, il se développe parfois de la périhépatite, parfois même de la péritonite aiguë.

La rate est souvent hypertrophiée (18 fois sur 36 d'après Frerichs, 3e édit., p. 310).

La cirrhose du foie s'observe presque toujours chez des individus qui ont abusé des alcooliques, d'où le nom de *gin drinker's liver* qui est familier aux auteurs anglais ; sa marche est chronique (une ou plusieurs années) et progressive. Il n'y a pas d'exemple de guérison, il est même très-rare d'observer des temps d'arrêt dans la marche de la maladie. La mort arrive quelquefois rapidement à la suite des accidents de *l'acholie ;* on observe alors à l'autopsie outre l'épaississement de la trame conjonctive du foie qui caractérise la cirrhose atrophique, une dégénérescence graisseuse des cellules hépatiques.

L'ictère est un des symptômes fondamentaux de la *cirrhose hypertrophique ;* tantôt il est peu intense au début et il augmente progressivement, tantôt il est intense dès son apparition ; une fois produit, il persiste jusqu'à la fin en présentant toutefois des variations assez grandes qui vont de la teinte subictérique à l'ictère vert le plus foncé. Les matières fécales sont décolorées ou conservent leur aspect normal.

L'hypertrophie du foie constitue un autre signe capital de l'affection ; presque toujours la tuméfaction du foie est si considérable que l'hypocondre droit forme une voussure facilement appréciable à l'inspection et la masse hépatique descend parfois jusque dans la fosse iliaque droite ; le foie conserve sa forme générale, le bord antérieur reste tranchant, contrairement à ce qu'on observe dans la dégénérescence amyloïde ; à la palpation, on a la sensation d'une tumeur, dure à sa surface, parfaitement lisse, ce qui permet d'éloigner l'idée de cancer du foie.

L'ascite est rare ; on n'observe pas la dilatation des veines superficielles de l'abdomen comme dans la cirrhose atrophique ; le diagnostic différentiel des deux espèces de cirrhoses ne présente pas en général de difficulté. On pourrait être embarrassé seulement dans le cas où l'on aurait à examiner un malade atteint de cirrhose hypertrophique à la dernière période, alors qu'il existe de l'ascite et même quelques veines sous-cutanées abdominales ; en interrogeant le malade, on apprendra que le début des accidents remonte à cinq ou six ans, qu'il y a eu de l'ictère dès les premiers jours, et qu'au contraire l'ascite n'est survenue que tardivement. (Hanot.)

L'ictère chronique symptomatique de la cirrhose hypertrophique est quelquefois très-difficile à distinguer de celui qui succède à l'oblitération calculeuse des voies biliaires ; dans l'un et l'autre cas, en effet, le foie présente un certain degré d'hypertrophie, il existe des douleurs revenant par crises et des accès fébriles irréguliers ; les crises douloureuses des individus atteints de cirrhose hypertrophique n'ont certainement pas tous les caractères de la colique hépatique franche, mais la lithiase biliaire ne s'accompagne pas toujours de coliques hépatiques bien caractérisées, surtout lorsque les calculs ont déterminé depuis plusieurs mois une oblitération des voies biliaires, et donné lieu secondairement à une angiocholite et à des modifications plus ou moins profondes du foie et des voies biliaires; or, c'est surtout de ce cas que nous avons à nous occuper ici.

M. Hanot, dans sa remarquable thèse, a insisté avec raison sur ce fait que la lithiase biliaire peut déterminer des symptômes et des lésions qui diffèrent à peine de ce qu'on observe dans la cirrhose hypertrophique; les observations de MM. Gubler et Kussmaul, rapportées dans la thèse de Hanot, montrent bien pourquoi les difficultés de ce diagnostic différentiel deviennent parfois insurmontables. « C'est qu'en effet, si la sclérose diffuse et le catarrhe chronique des canalicules biliaires peuvent se produire spontanément ou tout au moins sous des influences encore indéterminées, il paraît très-probable que ces lésions peuvent être quelquefois la conséquence de la lithiase biliaire. Sans doute, si on s'en rapporte aux observations, rares d'ailleurs, qu'on possède sur ce point, cette sclérose et ce catarrhe chronique secondaire n'atteignent généralement pas le développement qu'on leur trouve dans le premier cas; de là justement, pour une large part, la raison de la dissemblance symptomatique. Mais il est rationnel d'admettre que ces lésions secondaires pourront, dans certains cas, atteindre un développement égal, par exemple, comme dans l'observation de M. le professeur Gubler. Cliniquement, il n'y aura de différence que dans le point de départ de la maladie; d'un autre côté, on ne trouvera point à l'autopsie les grosses lésions de la lithiase biliaire, je veux parler des calculs, de la dilatation des canaux biliaires et des altérations de leur muqueuse. » (Hanot, *Cirrhose hypertrophique du foie,* thèse, p. 83.)

Dans la majorité des cas, l'hypertrophie considérable du foie, l'absence de tumeur biliaire et de crises hépatiques bien caractérisées permettront d'écarter l'idée de rétention par lithiase biliaire. L'absence de calculs dans les selles ne peut être invoquée que si la recherche a été faite pendant longtemps, à l'époque des crises douloureuses principalement, et avec un soin dont peu de malades sont capables.

L'ictère consécutif au cancer du foie a rarement la même intensité que celui qui accompagne la cirrhose hypertrophique, le foie présente des bosselures appréciables par la palpation, ce n'est plus le *gros foie lisse* de la cirrhose hypertrophique, de plus les malades tombent rapidement dans un état cachectique. Le cancer des voies biliaires et de la tête du pancréas s'accompagne comme la cirrhose hypertrophique d'un ictère foncé, mais il ne donne pas lieu en général à une augmentation notable du volume du foie, il se complique souvent d'ascite et sa marche est beaucoup plus rapide que celle de la cirrhose hypertrophique.

Le diagnostic différentiel de la cirrhose hypertrophique avec les kystes hydatiques multiloculaires du foie peut présenter de grandes difficultés. Nous y reviendrons plus bas.

Nous ne saurions quitter ce chapitre sans signaler la leçon clinique que M. le professeur Jaccoud a publiée au sujet d'une malade qui présentait un ictère chronique avec hypertrophie du foie. M. Jaccoud arriva dans ce cas, par élimination, à porter le diagnostic de sclérose conjonctive insterstitielle (cirrhose hypertrophique) qui fut justifié par l'autopsie ; le lecteur trouvera dans cette remarquable leçon un modèle de la marche à suivre pour le diagnostic pathogénique des ictères chroniques (Jaccoud, *Leçons cliniques de la Charité*, 11e leçon).

d) *Kystes hydatiques. Echinocoques multiloculaires.* Les kystes hydatiques du foie se comportent, relativement à la production de l'ictère, comme les autres tumeurs du foie, qui ne donnent lieu à ce symptôme qu'autant qu'elles siégent sur le trajet des gros canaux biliaires, et nous les aurions relégués avec les autres tumeurs du foie telles que les adénomes et les abcès enkystés, si les échinocoques, ne déterminaient pas quelquefois une altération du parenchyme hépatique décrite dans ces dernières années, altération qui a pour conséquence presque constante l'ictère chronique.

Kystes hydatiques simples. Les kystes hydatiques du foie donnent lieu assez rarement à l'ictère par la raison qu'ils siégent le plus souvent dans le lobe droit du foie : chez plus de 40 individus atteints de kystes hydatiques du foie reconnus par la ponction, M. Dieulafoy n'a jamais constaté un ictère persistant. Lorsqu'une poche hydatique se développe par exception au niveau du hile du foie, elle provoque comme les autres tumeurs de même siége, l'ictère chronique et l'ascite ; ainsi que le fait remarquer M. Jaccoud, c'est *affaire de siége et non pas de nature de la tumeur* (Leçons cliniques de Lariboisière, 1873, p. 568). Les tumeurs formées par les kystes hydatiques sont souvent volumineuses, appréciables par la palpation, indolentes, fluctuantes, et dans des cas, assez rares à la vérité, elles donnent à la percussion la sensation qui a été décrite sous le nom de *frémissement hydatique.* Le développement des kystes hydatiques dans le foie a peu de retentissement sur l'état général, qui reste satisfaisant pendant longtemps. Il n'y a ni fièvre, ni colique hépatiques.

Les kystes hydatiques simples peuvent cependant s'ouvrir dans les voies biliaires, et donner lieu à des accidents de rétention biliaire et à des douleurs analogues à celles de la colique hépatique. Les matières fécales renferment des débris d'hydatides (parois de poches, hydatides entières ou crochets) ; nous n'insistons pas sur cette terminaison assez rare des kystes hydatiques qui n'a presque jamais pour conséquence l'ictère chronique, et dont il a déjà été question au chapitre de la pathogénie.

Echinocoques multiloculaires. — Les échinocoques multiloculaires du foie constituent une affection rare décrite en 1854 par Buhl, qui méconnut la nature parasitaire de l'affection, puis par Virchow, Schiess, Griesinger, Erisman, Friedreich, Ott, Jaccoud, Féréol et Carrière, Ducellier et Haffter. Davaine, dans la dernière édition de son *Traité des entozoaires*, a réuni vingt exemples de ces tumeurs qui sont intéressants à étudier au point de vue du diagnostic différentiel des ictères chroniques, puisqu'elles s'accompagnent presque toujours d'ictère et qu'elles ont été souvent confondues avec d'autres maladies. Avant d'indiquer les caractères qui permettent de reconnaître la tumeur à échinocoques multiloculaires du foie nous croyons devoir rappeler en quelques mots les altérations que subit cet organe. Le foie est augmenté de volume, il conserve sa forme générale, mais à la surface il existe des bosselures volumineuses ou de petites nodosités dont la consistance est très-variable : tantôt il s'agit de masses molles et fluctuantes, tantôt le tissu du foie a une dureté presque ligneuse. Sur une coupe du foie on distingue de nombreux alvéoles limités par du tissu fibreux et remplis par une matière gélatiniforme, dans laquelle on distingue les hydatides. Les dimensions des alvéoles varient de 1/4 à 2/3 de millimètre de diamètre (Carrière); mais à côté de ces petits alvéoles on trouve d'ordinaire, principalement au centre du foie, des cavités volumineuses qui résultent de la réunion d'un grand nombre d'alvéoles qui renferment souvent du pus et des débris d'hydatides.

L'ictère est le symptôme le plus constant et souvent le plus précoce de la tumeur hydatique multiloculaire du foie; on le trouve noté dès le début dans dix observations sur treize ; une fois (Griesinger) il n'apparut qu'au bout de quatre ans ; cependant nous avons relaté plus haut plusieurs cas où il fit complétement défaut.

La confusion peut être faite surtout avec le cancer du foie et avec la cirrhose hypertrophique ; nous ne reviendrons pas sur les signes de l'ictère chronique dû au cancer du foie ou des voies biliaires, mais nous devons dire quelques mots du diagnostic différentiel de la tumeur à échinocoques multicolulaires du foie et de la cirrhose hypertrophique. Le foie envahi par les échinocoques ne présente pas en général au palper la sensation d'une surface lisse qu'il donne dans la cirrhose hypertrophique ; on arrive souvent à reconnaître des bosselures dont la consistance est variable ; contrairement à ce qui s'observe dans la cirrhose hypertrophique, il existe presque toujours de l'ascite chez les malades atteints d'échinocoques multiloculaires du foie et les crises douloureuses font défaut. La rate est souvent hypertrophiée. Ajoutons que l'échinocoque multiloculaire n'a été observé qu'une fois en France, la plupart des observations ont été recueillies en Allemagne ; la provenance des malades doit donc entrer en ligne de compte dans le diagnostic de cette affection.

La durée de la maladie est en moyenne de six à sept ans ; à ce point de vue elle se rapproche par conséquent de la cirrhose hypertrophique et elle s'éloigne du cancer (1).

(1) Carrière, Thèse, Paris, 1868; Davaine, *Traité des entozoaires*, 2e édit., 1877, p. 957.

e) *Congestion du foie.* — La congestion du foie *active* ou *passive,* s'accompagne quelquefois d'un ictère presque toujours léger; c'est ce qu'on observe en particulier chez les malades atteints d'affections cardiaques arrivées à la période de la cachexie. Le foie est volumineux ainsi que la rate ; la peau et les sclérotiques ont une *teinte subictérique ;* il existe en même temps de l'œdème des membres inférieurs, de l'ascite, les malades respirent difficilement et l'examen du cœur révèle les signes d'une affection organique qui porte en général sur la valvule mitrale. Il est très-rare que l'ictère prenne dans ces cas une teinte un peu foncée.

L'hypertrophie du foie qui accompagne la cachexie palustre donne lieu très-rarement à l'ictère; les malades sont profondément anémiés, la peau est terreuse, mais les conjonctives conservent leur coloration blanche normale et les urines ne renferment pas de pigment. Quelquefois cependant on observe une teinte subictérique. Il ne faut pas oublier que la congestion du foie consécutive aux fièvres palustres peut aboutir à la cirrhose atrophique ou hypertrophique. Les antécédents morbides, le séjour dans les pays palustres, l'hypertrophie considérable de la rate, les accès fébriles intermittents, l'anémie profonde des malades atteints de cachexie palustre permettront de distinguer la congestion palustre des autres affections du foie qui s'accompagnent également d'une hypertrophie du foie et d'une teinte ictérique. Dans les cas, rares d'ailleurs, où la cirrhose hypertrophique survient chez d'anciens fébricitants, l'intensité de l'ictère et le volume considérable du foie permettent de reconnaître que l'on n'a plus affaire à une simple congestion du foie.

f) *Adénomes. Abcès du foie. Compression des voies biliaires par des organes voisins ou des tumeurs extra hépatiques, rétrécissement des voies biliaires.* — Toute tumeur intra ou extra-hépatique siégeant sur le trajet des principaux canaux biliaires donne lieu à la rétention biliaire partielle ou totale et par suite à l'ictère chronique. La place que nous assignons aux différentes maladies énumérées en tête de ce paragraphe montre déjà qu'il s'agit de causes assez rares de l'ictère chronique.

Sous le nom d'*adénomes du foie* on a décrit deux catégories bien distinctes de faits : dans la première qui est de beaucoup la plus nombreuse, il s'agit uniquement d'hyperplasies circonscrites nodulaires dans lesquelles on rencontre la structure typique du tissu du foie et qui ont été considérées, avec raison ce nous semble, par Klob comme des formations fœtales, comme des sortes de glandes accessoires analogues à ces petites rates supplémentaires que l'on trouve souvent à côté de la rate normale; ces prétendus adénomes n'ont aucune importance pathologique, ils ne paraissent donner lieu à aucun symptôme morbide. La deuxième catégorie d'adénomes du foie comprend un très-petit nombre de faits (trois ou quatre) qui ont été publiés par Griesinger, Kelsch et Kiéner. Les tumeurs sont encore constituées par des cellules hépatiques, mais au lieu de se grouper en lobules analogues à ceux de la glande normale, ces cellules forment des cylindres pleins ou creux qui rappellent la disposition des glandes tubulées (Kelsch et Kiéner, *Arch. de Physiologie*, 1876, p. 628). Les tumeurs formées par les adénomes vrais du foie sont parfois très nombreuses; dans le fait rapporté par Griesinger, le foie pesait 7 kilogrammes, il était farci de tumeurs dont le volume variait de celui d'un œuf de poule à celui d'une tête d'épingle; le diagnostic porté pendant la vie avait été celui de kystes hydatiques du foie; l'absence de cachexie ayant fait exclure l'idée de cancer, malgré l'aspect bosselé du foie. Dans les trois faits connus d'adénome vrai du foie, l'ictère est noté, mais seulement à la dernière période.

L'ictère est un symptôme assez rare des *abcès du foie*, Rouis ne l'a noté que 26 fois sur 155 cas. « Habituellement, dit Frerichs, l'ictère est peu intense et de courte durée, il commence presque toujours en même temps que la suppuration, rarement il lui est antérieur. » (Frerichs, *op. cit.*, p. 378.) La marche assez rapide des abcès du foie (110 jours en moyenne d'après Rouis [1]) autorise à peine à ranger au nombre des ictères chroniques l'ictère symptomatique des abcès du foie. On se rappellera que les abcès du foie sont rares dans nos pays, qu'ils s'observent surtout dans les pays chauds et à la suite de la dysenterie, qu'ils s'accompagnent de douleurs dans l'hypocondre droit et dans l'épaule du même côté, d'accès fébriles irréguliers, d'un état général grave, et assez souvent de l'apparition de tumeurs fluctuantes.

Des ganglions lymphatiques hypertrophiés ou caséeux siégeant au hile du foie peuvent déterminer la compression du cholédoque ou du canal hépatique et donner lieu à l'ictère chronique ; lorsque ces ganglions sont volumineux et qu'ils forment des masses bosselées appréciables à la palpation, la confusion avec le cancer du foie est possible, c'est là du reste un fait assez rare. (Cas de M. Pozzi, Soc. anat., 1870.)

La compression des canaux biliaires peut être produite par des organes voisins hypertrophiés ou déplacés (matrice chez les femmes enceintes, kystes de l'ovaire, rein flottant, etc.). L'ictère qui se produit dans ces cas est léger d'ordinaire, l'obstruction des voies biliaires étant très-incomplète; un examen attentif de l'abdomen permettra le plus souvent de reconnaître la nature des obstacles apportés au cours de la bile.

(1) Rouis, *Recherches sur les suppurations endémiques du foie, d'après des observations recueillies dans le nord de l'Afrique*, Paris, 1860.

Nous avons signalé plus haut un certain nombre d'observations de malades chez lesquels un tissu conjonctif de nouvelle formation développé à la suite d'une périhépatite, avait déterminé l'étranglement du canal cholédoque et une rétention biliaire complète qui amena la mort. C'est là une cause exceptionnelle de l'ictère chronique ; on ne pourrait se hasarder à porter le diagnostic de retrécissement fibreux du canal cholédoque que si la rétention biliaire avait succédé bien évidemment à une périhépatite, et si on ne trouvait aucun des caractères des maladies qui donnent lieu d'ordinaire à l'ictère chronique. (Frerichs, *op. cit.*, p. 152.) Nous avons vu (V. *Pathogénie*) qu'il existait dans la science un certain nombre de cas d'ictère chronique des nouveau-nés, par imperforation des voies biliaires.

g) *Syphilis du foie. Dégénérescence amyloïde.* — La syphilis hépatique (périhépatite ou hépatite gommeuse) s'accompagne rarement d'ictère (Gubler), et lorsque la teinte ictérique existe, elle est, en général, peu marquée. Frerichs ne cite que trois cas d'ictère se rattachant à la syphilis : dans le premier cas il s'agissait d'une périhépatite syphilitique ; dans le deuxième, d'une hépatite gommeuse avec dégénérescence amyloïde ; l'autopsie montra que les canaux biliaires étaient comprimés par des glandes développées au niveau du hile du foie ; « dans le troisième cas, écrit Frerichs (*op. cit.*, p. 411), l'ictère était la conséquence de l'oblitération d'un canal biliaire volumineux, oblitération qui avait été causée par une cicatrice étendue, située à la face concave du foie. Ici la glande était notablement hypertrophiée ; des tubérosités arrondies et douloureuses la recouvraient, de sorte que, pendant un certain temps, l'affection fut regardée comme un cancer hépatique. L'autopsie présenta un foie induré, sillonné de cicatrices et imprégné de substance amyloïde. » Lorsque l'ictère chronique existera chez d'anciens syphilitiques arrivés à la période des accidents tertiaires, et qu'on ne trouvera pas de signes d'une des affections qui se compliquent le plus souvent de rétention biliaire, telle que la lithiase, on pourra donc penser qu'il s'agit d'altérations syphilitiques du foie ; on se rappellera l'observation intéressante de Frerichs, qui montre que la confusion est possible avec le cancer du foie. Le traitement antisyphilitique pourra servir de pierre de touche dans certains cas, mais il va sans dire que ce traitement est sans action sur les cicatrices qui succèdent à l'hépatite syphilitique, aussi bien que sur la dégénérescence amyloïde du foie, très-fréquente dans la cachexie syphilitique.

Il est exceptionnel que la dégénérescence amyloïde du foie s'accompagne d'ictère quand elle ne se complique pas, comme dans les cas précédents, de brides fibreuses ou d'hypertrophie des ganglions du hile du foie. Le foie amyloïde est d'ordinaire augmenté de volume, lisse, indolore ; il ne donne pas lieu à la formation d'ascite et il pourrait être confondu assez facilement avec le gros foie lisse de la cirrhose hypertrophique s'il existait en même temps de l'ictère. Mais, nous le répétons, l'ictère est très-rare chez les malades atteints de dégénérescence amyloïde du foie. La dégénérescence amyloïde du foie s'accompagne d'ordinaire d'altérations analogues de la rate, des reins et de l'intestin, et de plus, elle ne s'observe presque jamais primitivement ; on ne la rencontre guère que chez les tuberculeux, chez les syphilitiques arrivés à la période de cachexie et chez les malades atteints de carie ou d'ostéite suppurée.

h) *Parasites autres que les échinocoques introduits dans les voies biliaires.* M. Davaine, dans sa dernière édition, a réuni 39 cas d'ascarides introduits dans les voies biliaires. D'après cet auteur, les symptômes les plus constants de l'introduction des ascarides dans les voies biliaires sont ceux de l'hépatite : fièvre, douleur plus ou moins vive à l'hypocondre droit, ictère permanent ou revenant par accès. Dans aucun des cas connus le diagnostic n'avait été porté pendant la vie ; on pourrait cependant soupçonner la nature véritable des accidents si l'ictère survenait brusquement chez un malade rendant des lombrics avec les selles, surtout si les lombrics étaient éliminés en grand nombre, à la suite de l'administration d'un vermifuge.

Les distomes développés dans les voies biliaires peuvent occasioner l'ictère chronique. Nous avons rapporté au chapitre de la pathogénie une observation de ce genre due à Leuckart. Le diagnostic de cette affection exceptionnelle est extrêmement difficile.

Diagnostic de l'ictère hémaphéique. — Quand chez un malade on constate l'existence de la jaunisse et que l'examen des urines démontre qu'il n'y a pas de résorption biliaire, on est forcément conduit à affirmer soit une dénutrition globuleuse exagérée, soit des altérations fonctionnelles du foie tenant à des lésions organiques ou à des troubles circulatoires hépatiques.

C'est ainsi que l'on est mis sur la voie d'un diagnostic souvent inattendu, soit d'intoxication générale (saturnisme, alcoolisme), soit d'une lésion organique latente du foie, telle que la cirrhose, le cancer. C'est par l'examen attentif du malade, des anamnestiques, par l'exploration des organes que l'ictère hémaphéique sera rapporté à sa véritable cause. (Gubler.)

CHAPITRE V.

PRONOSTIC.

Il n'y a pas, à proprement parler, de pronostic de l'ictère ; le pronostic, chez les ictériques, dépendant entièrement de la cause de l'ictère, c'est-à-dire de la lésion dont l'ictère est la conséquence. Cependant, il nous faut examiner si certaines circonstances de l'ictère ou des phénomènes qui lui sont directement afférents, ne sont pas de nature, par eux-mêmes, à prendre part au pronostic.

L'existence d'un ictère chronique est toujours chose grave. Elle annonce en général ou une lésion irrémédiable ou une maladie très-rebelle ; et les cas où son origine reste douteuse, ne sauraient puiser dans cette obscurité même un caractère très-rassurant. Cependant il ne faut pas oublier que l'engorgement simple du foie, particulièrement dans les pays chauds, peut s'accompagner d'ictères prolongés et curables.

Une des circonstances fâcheuses de l'ictère chronique, est que la cause dont il dépend est généralement très-difficile à atteindre par l'intervention thérapeutique. Il n'y a guère d'exceptions à cela que pour l'engorgement simple du foie et pour l'ictère calculeux. Encore n'agit-on pas facilement sur l'affection calculeuse, alors qu'elle a déterminé un ictère chronique.

Malgré les exemples cités plus haut et qui sont certainement fort rares, on peut dire qu'une durée très-prolongée de l'ictère annonce le plus souvent une lésion irrévocable.

D'un autre côté, elle tend à éloigner l'idée d'un cancer. Lebert n'a jamais reconnu au cancer du foie une durée de plus de quinze mois (1). Il est vrai que Frerichs dit qu'il peut durer plusieurs années (2). Mais on peut établir qu'un ictère qui dépasse une année de durée, ne saurait dépendre d'un cancer du foie, sans s'accompagner des signes manifestes de cette altération.

L'intensité de l'ictère ne saurait être prise en grande considération pour le pronostic ; puisque, dans les altérations les plus graves du foie, la cirrhose et le cancer, il peut n'offrir qu'une teinte légère; souvent même on ne constate que de l'ictère *hémaphéique* (par insuffisance hépatique, Gubler)..

La couleur vert-foncée ou bronzée est généralement d'un pronostic grave. Elle annonce un cancer du foie. Cependant on la retrouve quelquefois chez de vieux calculeux, dans la cinhose hypertrophique, et aussi dans l'engorgement hépatique des pays chauds (*Indian liver*), où elle annonce toujours une lésion souvent grave du tissu hépatique.

La fixité de l'ictère, surtout alors qu'il revêt une teinte très-foncée, est également un symptôme grave. Des variations dans son intensité permettent au contraire de penser que l'obstacle au cours de la bile n'est pas absolument irréductible. Il y a donc toujours à tenir compte dans ce sens du retour de quelque coloration dans les matières fécales. Quant aux changements de couleur de l'urine, ils sont le plus souvent en rapport avec des changements parallèles de la couleur de la peau.

Le prurit, lorsqu'il existe à un degré considérable, et d'une manière permanente, est une circonstance fâcheuse. La douleur et l'insommie qu'il entraîne accélèrent la ca-

(1) Lebert, *Traité pratique des maladies cancéreuses*, 1841, p. 583.

(2) Frerichs, *loc. cit.*, p. 570.

chexie. Les malades, en se déchirant la peau, produisent quelquefois des plaies difficiles à guérir.

Il n'entre pas dans mon sujet de m'étendre sur les autres phénomènes qui sont, dans l'ictère chronique, de nature à déterminer le pronostic, parce qu'ils sont directement afférents, non au fait même de la jaunisse, mais aux conditions pathologiques dont celle-ci dépend.

Les maladies intercurrentes empruntent à la coexistence d'un ictère chronique un caractère de gravité particulier, et spécialement une tendance marquée aux hémorrhagies.

La valeur pronostique de l'ictère *hémaphéique* n'est pas moindre que sa valeur diagnostique. Souvent il permet de soupçonner l'existence de lésions graves de la glande hépatique. Chez les individus atteints d'un cancer abdominal, il doit faire craindre un envahissement rapide du foie.

Dans le cours des affections cardiaques, il révèle un trouble profond de la circulation hépatique.

Enfin, lorsque l'ictère hémaphéique apparaît après la jaunisse vulgaire, on doit en conclure « que la stase biliaire a eu pour résultat une altération des éléments sécréteurs du foie et par suite que la guérison sera lente à se produire. » (Gubler.)

CHAPITRE VI

TRAITEMENT.

Si l'on voulait indiquer rationnellement le traitement des ictères chroniques, il faudrait énumérer toutes les médications qui s'adressent à la cause qui détermine l'accumulation des matériaux de la bile dans le sang. Or, comme les ictères chroniques dépendent le plus souvent d'une lésion anatomique persistante du foie ou des voies biliaires, ou bien d'une maladie générale amenant à sa suite un trouble profond dans le fonctionnement de la glande hépatique, ces causes échappent le plus souvent à nos moyens d'action. Nous pouvons, il est vrai, au début de la maladie qui s'accompagne d'un ictère chronique, chercher à combattre la lésion qui menace d'évoluer lentement et progressivement; nous pouvons, en agissant sur l'innervation ou la vascularisation du foie, essayer d'amener la résolution des engorgements inflammatoires ou torpides de la glande et empêcher l'établissement de lésions chroniques persistantes. Dans ces cas nous atteignons la glande indirectement, soit par une médication antiphlogistique, soit en activant sa fonction sécrétoire. Nous pouvons aussi combattre quelques-uns des symptômes que la lésion hépatique et l'ictère entraînent à leur suite. Mais là s'arrêtent nos moyens d'action, et le plus souvent, dans un ictère chronique, ce n'est point l'ictère lui-même, c'est la maladie générale ou bien c'est la maladie du foie ou des voies biliaires que l'on s'efforce de combattre.

Il ne nous appartient donc pas d'étudier ici toutes les

médications que l'on peut instituer pour lutter contre les influences que nous avons énumérées plus haut en indiquant les causes et la pathogénie des ictères chroniques. Il nous suffira de préciser les indications thérapeutiques qui résultent de l'ictère chronique lui-même, indépendamment de la cause spéciale qui lui donne naissance. Sans doute, c'est à celle-ci que l'on s'adresse lorsqu'elle est accessible à nos moyens thérapeutiques. Les alcalins et en particulier l'eau de Vichy prescrits contre la lithiase biliaire, le mercure et l'iode administré contre la syphilis hépatique, le sulfate de quinine donné pour combattre les engorgements hépatiques qui succèdent aux accès de fièvre intermittente, guérissent mieux et plus rapidement un ictère chronique que les purgatifs ou les cholagoques qui ont pour effet d'activer la sécrétion biliaire. Mais si nous voulions nous arrêter à l'indication causale pour en déduire le traitement du symptôme, nous ne pourrions échapper à la nécessité de passer en revue un très-grand nombre de médicaments dont l'énumération seule dépasserait les limites que nous devons nous imposer. Nous nous bornerons donc à établir quelques divisions générales.

Que l'ictère chronique soit dû à une cause mécanique arrêtant l'excrétion biliaire ou à un trouble de la sécrétion hépatique provoqué par une lésion du foie, il importe de combattre non-seulement la maladie qui lui a donné naissance, mais encore les engorgements du parenchyme hépatique qui sont la conséquence de la stase biliaire. Par conséquent le traitement de l'ictère devra comprendre le traitement de la rétention biliaire, et ce traitement pourra être envisagé indépendamment de l'obstacle mécanique (calcul, corps étranger, tumeur, etc.) qui entrave l'excrétion de la bile. Il consistera surtout dans l'emploi d'une médication destinée à régulariser la fonction biliaire et les fonctions intestinales que modifie son interruption. D'autre part, le traitement de l'ictère chronique devra comprendre aussi l'ensemble des médications destinées à combattre les symptômes accessoires dus à l'imprégnation par la bile des tissus de l'organisme, à l'excitation du système nerveux, aux troubles fonctionnels que provoque l'accumulation de la bile dans le sang, à l'état dyspeptique, à l'état anémique qui succède à l'ictère. Quant aux ictères chroniques liés à des maladies dyscrasiques ils ne nécessitent par eux-mêmes aucun traitement spécial. Ce qu'il importe de faire quand on les observe, c'est de traiter la maladie générale qui les a provoqués, et celle-ci nécessite une médication variable suivant sa nature et sa gravité.

Occupons-nous d'abord des rétentions biliaires. Deux indications sont à remplir pour empêcher l'intoxication cholémique : chercher à supprimer la cause qui détermine la stase biliaire, c'est le traitement de la maladie qui a provoqué l'ictère chronique, et nous n'avons pas à y insister; puis régulariser ou rappeler le cours de la bile, régulariser les fonctions intestinales, provoquer l'élimination des matières nuisibles qui se sont accumulées dans le sang; combattre les symptômes secondaires qu'a déterminés la stase biliaire.

La première indication qui consiste à rétablir ou à régulariser le cours de la bile exige l'emploi des médicaments dits *cholagogues*, c'est-à-dire des purgatifs qui agissent sur l'appareil biliaire. Ils conviennent dans la plupart des ictères chroniques, mais surtout dans ces engorgements torpides, chroniques du foie qui succèdent à la plupart des maladies des pays chauds. Ces « engorgements du foie, dit M. Durand-Fardel, succèdent à des accidents aigus avec ictère, ou bien ils sont chroniques d'emblée; mais lorsqu'ils s'accompagnent d'ictère celui-ci offre presque toujours les caractères de l'ictère chronique avec atonie du foie, anémie profonde, troubles dyspeptiques. » Le traitement de l'ictère se confond dès lors avec le traitement de la maladie hépatique. Il comprend d'ailleurs l'ensemble des médicaments qui s'adressent le plus souvent à cette torpeur du foie, comme disent les Anglais, indépendamment des causes qui la déterminent ; c'est pourquoi nous passerons en revue à ce propos l'ensemble des médicaments cholagogues.

C'est, en effet, dans les cas où il y a atonie de l'appareil sécréteur de la bile que l'on doit surtout se proposer d'exciter l'hypersécrétion biliaire et de provoquer en même temps sur l'intestin une fluxion dérivative de celle du foie et une certaine stimulation de la sécrétion abdominale. Les médicaments administrés dans ce but agissent sur le foie, comme les diurétiques provoquent la sécrétion rénale ou les sialagogues, l'hypersécrétion de la salive. Les *cholagogues* les plus fréquemment employés sont la rhubarbe, l'aloès, le podophyllin, le colchique. Nous n'insisterons pas sur le mode d'action de ces médicaments dont chacun connaît les usages et les propriétés. La *rhubarbe*, *l'aloès*, et même la *coloquinte* sont de très-bons purgatifs dans les affections du foie qui se traduisent, dit Murchison, par la constipation, l'uricémie, ou l'excrétion insuffisante de la bile. Les expériences de Rœhrig sur les chiens semblent prouver qu'ils augmentent momentanément la quantité de bile sécrétée par le foie ; celles de Rutherford et Vignal ont prouvé leur vertu cholagogue. « La *podophylline*, dit M. le professeur Gubler, convient particulièrement aux sujets atteints de torpeur du foie ou de ces engorgements hépatiques contractés dans les pays chauds. » Quant au *colchique*, surtout lorsqu'on l'associe à d'autres purgatifs, il combat avantageusement les troubles hépatiques accompagnés d'uricémie ; il convient surtout chez les goutteux. (Garrod.)

Des expériences récentes dues à MM. Rutherford et Vignal ajoutent à ces médicaments un certain nombre d'autres agents thérapeutiques, tels que l'*évonymine*, la *san-*

guinarine, substance que M. Gubler considère comme identique à l'apomorphine, l'*iridine*, la *leptandrine*, qui, suivant M. Gubler, « excite légèrement le foie et sollicite la sécrétion biliaire sans produire de véritable purgation » ; la *coloquinte*, le *sulfate de potasse*, le *phosphate de soude*, qui est particulièrement utile chez les enfants, enfin le *sublimé corrosif* qui aux doses de 3mg5 à 7mg5, a une action cholagogue très-puissante. Tous ces médicaments sont à la fois purgatifs et cholagogues. Ils déterminent à la surface de l'intestin une exhalation aqueuse considérable en même temps qu'ils provoquent une hypersécrétion biliaire. En est-il de même du *calomel* que l'on prescrit si fréquemment dans le même but? Chacun sait que les matières évacuées sous l'influence de ce médicament présentent une coloration verte caractéristique.

« Tout porte à penser, dit M. Gubler, que le calomel surexcitant la sécrétion hépatique, fait arriver dans l'intestin des flots de bile verte, semblable à la modification qu'imprime à la bile jaune l'action prolongée de l'air et des acides peu énergiques... Cette action cholagogue induite des faits cliniques serait confirmée par quelques expériences récentes. » Il est vrai que les résultats annoncés par divers physiologistes sont contradictoires. C'est au point que le Comité présidé par Hugues Bennett, affirma que le calomel « n'augmentait pas l'écoulement de la bile mais plutôt le diminuait. » Les expériences de Rutherford et Vignal, celles de Georges Scott, de Moser, de Rœhrig confirment à peu près ce résultat. Murchison, qui discute toutes ces opinions, fait remarquer que les expériences pratiquées sur les chiens ne s'appliquent pas nécessairement à l'homme et que d'ailleurs en admettant même que, dans les conditions physiologiques, le mercure n'augmente pas la quantité de bile excrétée, il ne s'ensuit pas que dans l'état pathologique il ne puisse exister quelques conditions qui s'opposent à la formation de la bile et que le mercure ait le pouvoir de faire disparaître. D'ailleurs, ajoute Murchison, il est démontré « que le mercure, en activant l'élimination de la bile et en diminuant la quantité de ce liquide, est après tout un vrai cholagogue et qu'il allége un foie engorgé bien plus efficacement que s'il agissait simplement en activant dans le foie la formation de la bile, comme on le croyait autrefois et comme le prétendent encore certaines autorités; car, s'il en était autrement, il augmenterait la congestion hépatique au lieu de la diminuer. » Nous avons tenu à reproduire ces considérations qui s'opposent aux conclusions un peu trop radicales que l'on prétend déduire de quelques expériences trop peu nombreuses.

Ces expériences, comme le fait remarquer M. Gubler, « ne prouvent rien contre la réalité de l'irritation sécrétoire provoquée dans le foie par le protochlorure hydrargyrique agissant topiquement après absorption, ou bien à distance par voie de sympathie. » Quelle que soit d'ailleurs l'explication des faits observés, on ne peut nier l'efficacité des préparations mercurielles et en particulier du calomel sur les troubles hépatiques avec ictère et en particulier sur les ictères liés aux congestions atoniques ou aux hypertrophies du foie. Trousseau en a montré les bons effets dans les hypertrophies du foie que l'on observe dans les pays chauds. On s'en sert avec avantage dans la plupart des ictères chroniques.

Mais il ne suffit pas d'activer la sécrétion biliaire. Il importe encore de chercher à déterminer la résolution de l'engorgement hépatique pour éviter les lésions anatomiques graves, entraînant à leur suite un ictère persistant. Dans ce but, on peut, dès le début, faire usage de quelques antiphlogistiques, des pommades résolutives, de vésicatoires, mais il ne faut point en abuser, cette médication convenant surtout aux fluxions aiguës du foie. Peut-être pourrait-on essayer aussi dans ces cas la faradisation de la région hépatique que Gerhardt recommande dans les cas d'ictère catarrhal. M. Durand-Fardel conseille de plus le massage méthodique du foie ou de la région hépatique, l'emploi des douches à percussion, de l'hydrothérapie qui agit surtout dans les engorgements hépatiques, consécutifs aux fièvres paludéennes avec ictère chronique, enfin l'administration méthodique des *eaux minérales* : celles-ci, et en particulier les eaux bicarbonatées sodiques fortes, telles que les eaux de Vichy, de Carlsbad, de Marienbad, de Vals, etc., ont une action assez complexe. Elles sont le plus souvent reconstituantes et par là même, appropriées à l'état général qui a été signalé dans un grand nombre d'engorgements chroniques du foie avec ictère; elles sont digestives et remédient ainsi à la dyspepsie qui accompagne cet ictère; elles sont enfin résolutives, bien que cette action, la plus efficace de toutes, ne se manifeste qu'en dernier lieu, alors que la santé générale est déjà redevenue meilleure. L'œdème et l'ascite ne contre-indiquent cette médication par les alcalins que lorsqu'ils sont sous la dépendance d'une lésion organique du cœur et que l'ictère chronique n'est qu'un symptôme accessoire d'une maladie générale. Les *alcalins* semblent exercer une influence puissante sur les transformations chimiques qui se passent dans le foie. Il importe d'ailleurs toujours d'interrompre de temps à autre cette médication qui, si elle était continuée trop longtemps, troublerait au lieu d'améliorer les fonctions digestives.

Il peut paraître singulier de citer la médication par les *acides* aussitôt après avoir parlé des *alcalins* dans le traitement des ictères chroniques. Et cependant la contradiction n'est qu'apparente. C'est à ce point que Murchison recommande de donner dans certains cas les alcalins avant le repas et les acides après. Mais c'est qu'il ne considère les acides que comme destinés à améliorer les fonctions digestives ; ils n'ont, d'après lui, comme d'après Rutherford, aucun effet sur la sécrétion biliaire. Toutefois, il faut reconnaître que dans les ictères chroniques avec hypertrophie ou engorgement du foie, troubles digestifs, tendance aux hémorrhagies, les acides minéraux surtout ont une grande efficacité. On peut s'en rendre compte en admettant avec M. Gubler, que les acides minéraux qui traversent, sans subir d'altération, tout le système circulatoire agissent en décongestionnant le foie par la constriction des vaisseaux capillaires, en stimulant les fonctions digestives, en provoquant la sécrétion du suc gastrique et de la bile, enfin en augmentant la plasticité du sang. Quant aux acides organiques qui se dédoublent dans l'organisme, M. Gubler a démontré qu'en se combinant avec les bases alcalines des tissus, ils s'éliminent sous cette forme dans les urines et que, en réalité, ils se comportent comme de véritable alcalins.

Les acides organiques agissent également comme diurétiques ; ils contribuent donc à favoriser l'évacuation des matériaux biliaires accumulés dans le sang. On leur associera dans les cas d'ictère chronique avec diminution de la sécrétion urinaire, consécutive au dépôt de matière colorante qui se fait dans le parenchyme rénal, l'usage de diurétiques végétaux légers, de tartrate de potasse, d'acétate de potasse, etc.

Avant de passer à l'étude des médicaments qui déterminent l'élimination des matériaux biliaires accumulés dans l'organisme, nous devons citer encore quelques médicaments qui paraissent avoir la propriété de réduire les engorgements du foie et les congestions hépatiques avec ictère. Parmi ceux-ci on a cité le *chlore*, qui entre dans la composition de certaines eaux minérales très-efficaces dans le traitement de l'ictère, le *brome*, *l'iode* et surtout, d'après Rutherford, le *bromure de potassium* et le *chlorure d'ammonium* qui dans l'Inde et les contrées tropicales, jouit d'une grande réputation dans le traitement des congestions hépatiques.

La deuxième indication à remplir, est, nous l'avons dit, de favoriser l'élimination des matériaux biliaires accumulés dans le sang et dans les tissus. Déjà la plupart des médicaments que nous venons d'indiquer conviennent dans ce but. Nous n'avons pas à en reproduire ici l'énumération ; on comprendra aisément que les purgatifs, les diurétiques, les diaphorétiques etc., puissent agir dans ce sens. L'influence salutaire de la diurèse ressort nettement de ces cas d'ictère, avec imminence de phénomènes graves, dans lesquels une amélioration rapide a coïncidé avec un flux d'urine véritablement critique (Bouchard). Il importe, de plus, d'activer les fonctions de la peau par les bains tièdes, surtout les *bains alcalins* qui activent la circulation périphérique et éliminent les pigments cutanés en même temps qu'ils exercent une action sédative toujours à rechercher dans les cas d'ictère. Les bains ont encore une autre efficacité ; ils combattent les démangaisons si fréquentes et si pénibles dans le cas d'ictère chronique et amènent ainsi un calme dont les malades ont un si grand besoin. Ces démangeaisons cutanées peuvent aussi céder à l'administration de quelques sédatifs du système nerveux, et en particulier du bromure de potassium ; mais il faut éviter l'usage de *l'opium* et de ses préparations qui entravent l'élimination de la bile par l'intestin et les reins et qui peuvent aussi, d'après Murchison, arrêter les processus de désassimilation qui ont lieu dans le foie. Si les expériences de Rœhrig ont paru démontrer que l'opium augmente la sécrétion biliaire, il n'est pas douteux qu'il ne favorise la congestion du système-porte et n'entrave l'élimination de la bile et des produits de désassimilation qui se forment dans le foie. Au lieu de l'opium il conviendra donc d'administrer de préférence la *ciguë* ou la *belladone*, bien que leur action soit encore problématique, lorsqu'il s'agit de combattre les symptômes nerveux et douloureux qui accompagnent les ictères chroniques.

Il nous faut enfin lutter contre la cachexie et l'anémie qui s'observent lorsqu'un ictère à duré quelque temps ou qu'il s'est accompagné de troubles graves dus à la destruction ou à la dégénération des cellules hépatiques. C'est dans ce but que l'on a conseillé les toniques et en particulier les *amers*, tels que la gentiane, le quinquina, ou même parfois la noix vomique, qui combattent la dyspepsie, facilitent l'alimentation et par conséquent la réparation. Les préparations ferrugineuses, telles que le carbonate, le citrate, le tartrate de fer, les eaux d'Orezza, de Spa, peuvent aussi être utiles

Murchison dit avoir vu souvent, dans les dérangements hépatiques qui aboutissent à l'uricémie, les purgatifs et les alcalins réussir là où le fer, la quinine, les acides minéraux et les stimulants avaient échoué.

En même temps, on fera fréquemment usage de laxatifs doux ou de purgatifs mercuriaux, surtout du calomel prescrit à doses très-réfractées et associé, pour éviter la salivation, à de très-faibles quantités de scammonée ou de jalap. C'est aussi dans ces circonstances que l'on pourra faire usage de l'hydrothérapie.

Enfin, il sera nécessaire de surveiller le régime des ictériques, de modérer la boulimie, quand elle existe, d'éviter les alcooliques, les repas trop copieux, les aliments de digestion difficile, surtout les graisses. C'est principalement dans les ictères chroniques liés à l'existence d'hypertrophie du foie consécutive aux maladies des pays chauds, qu'il importe de surveiller le régime des malades. Dans les ictères chroniques dus à des lésions permanentes et incurables de l'appareil biliaire, tout traitement diététique ou médicamenteux est également inefficace. Le médecin se trouve dès lors amené à faire usage de ces préparations empiriques dont l'action ne peut être raisonnée et que la tradition impose en quelque sorte. Van Swieten a bien cité un cas d'ictère des plus opiniâtres guéri par des décoctions d'herbes; on a bien recommandé l'extrait de racine de triticum repens, de taraxacum, de chélidoine, etc., mais il serait puéril aujourd'hui de discuter la valeur de semblables médications.

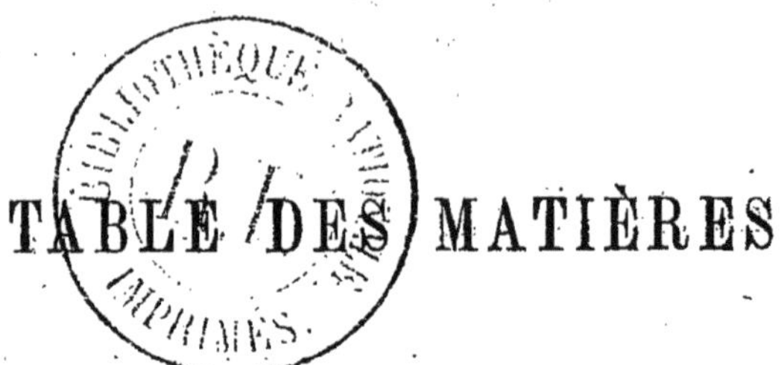

TABLE DES MATIÈRES

Paris. — Imp. Paul Dupont, 41, rue Jean-Jacques-Rousseau. 1564.5.78.

LIBRAIRIE J.-B. BAILLIÈRE ET FILS

BÉALLE. **De l'Urine, des dépôts urinaires** et des calculs, de leur composition chimique, de leurs caractères physiologiques et pathologiques et des indications thérapeutiques qu'ils fournissent dans le traitement des maladies. Traduit de l'anglais et annoté par OLLIVIER et G. Bergeron, 1865. 1 vol. in-18, 40 pages avec 136 figures. Prix . . . . 7 fr.

BERNARD (CLAUDE). **Leçons sur le diabète et la glycogenèse animale**. 1877. In-8°. avec figures intercalées dans le texte. Prix.. . . . . . . 7 fr.

COURBIS. **Contributions à l'étude des kystes du foie et des reins** et des kystes en général, 1877. In-8° avec une planche lithographiée. Prix : 1 fr. 50

CUFFER (PAUL). **Recherches cliniques et expérimentales sur les altérations du sang dans l'urémie** et sur la pathogénie des accidents urémiques. De la respiration de Cheyne-Stokes dans l'urémie, 1878. In-8°, 79 pages. Prix.. . . . . 2 fr.

BERNHEIM. **Leçons de Clinique médicale**, 1877. In-8° avec 5 planches.

DAVAINE (C.) **Traité des Entozoaires et des maladies vermineuses** chez l'homme et les animaux domestiques. *Deuxième édition*. 1877, 1 volume in-8° de 1,000 pages, avec 100 figures. Prix. . . . . 14 fr.

FAUCONNEAU-DUFRESNE (V.-A.) **La Bile et ses maladies**. 1847. 1 volume in-4°, 450 pages. Prix. . . . . 5 fr.

FRERICHS. **Traité pratique des maladies du foie et des voies biliaires** par FR. TH. FRERICHS, professeur à l'université de Berlin, traduit de l'allemand. *Troisième édition*.1877. 1 vol. in-8° de XVI-896 pages avec 158 fig. Prix : 12 fr.

HANOT. **Étude sur une forme de cirrhose hypertrophique du foie**, cirrhose hypertrophique avec ictère chronique. 1876, in-8°. 158 pages avec une planche. Prix. . . . . 4 fr.

GALLARD. **Clinique médicale de la Pitié**. Paris, 1877, 1 vol in-8°, 635 pag., avec figures. Prix . . . . 10 fr.

ROBIN (ALBERT). Essai d'urologie clinique. **La Fièvre typhoïde**, par le docteur ALBERT ROBIN, ancien interne en médecine. 1878, gr. in-8°, 264 pages. Prix . . . . 4 fr. 50

ROBIN (CHARLES). **Leçons sur les humeurs** normales et morbides du corps de l'homme. *Deuxième édition*. Paris, 1874, 1 vol. in-8° de XII-1008 pages, avec 35 figures, cartonné . . . . 18 fr.

ROUIS (J.-L.). **Recherches sur les suppurations endémiques du foie**, d'après les observations recueillies dans le nord de l'Afrique. 1860, 1 volume in-8° de 456 pages. Prix . . . . 6 fr.

TEISSIER. **Du Diabète phosphatique**. Recherches sur l'élimination des urines, par L.-J. TEISSIER ancien interne des hôpitaux de Lyon, 1877, in-8°, 175 pages avec 7 tableaux et 1 planche de tracés, prix. . . . . 3 fr.

Paris.-Imp. PAUL DUPONT.

www.ingramcontent.com/pod-product-compliance
Ingram Content Group UK Ltd.
Pitfield, Milton Keynes, MK11 3LW, UK
UKHW012215240726
13966UKWH00003B/774